Edeltraud Greuel

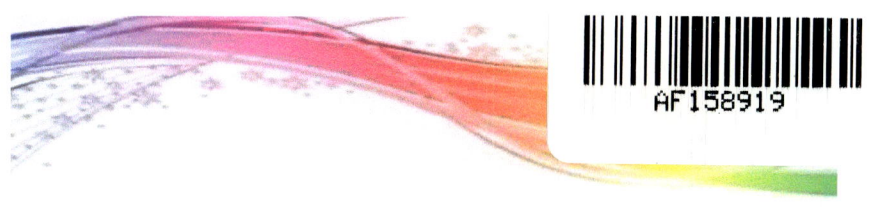

Ernährung - Fitness
Lebensenergie

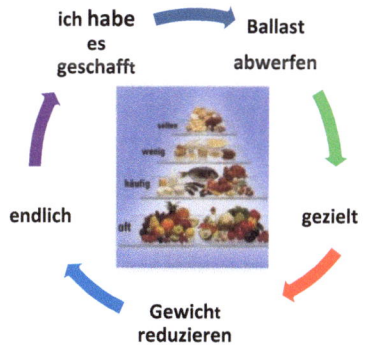

Vormerkung der Autorin

Dieses Buch und die angegebenen Forschungsergebnisse, sowie Hinweise auf Ernährungsrichtlinien und Ernährungsumgestaltung dienen der Information für Selbsthilfe und Gesunderhaltung. Wer sie anwendet, tut dies in eigener Verantwortung. Die hier beschriebenen Berichte sind nicht als Ersatz für professionelle medizinische Behandlungen bei gesundheitlichen Problemen zu verstehen. Wer sich doch bei gesundheitlichen Problemen dieser Ernährungsumgestaltung annehmen möchte, suche bitte einen Heilpraktiker oder Arzt zur Unterstützung auf.

Everybody is beautiful

Der Weg von X nach T ist kein leichter Weg, aber ...

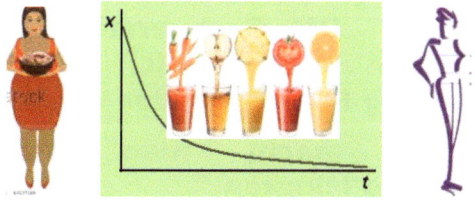

und vielleicht doch - indem Sie sich von der kohlenhydratlastigen Ernährung – speziell in den Abendstunden für ca. 21 Tage und eventuell länger verabschieden.

Viel Erfolg!!

Wenn ich Zeit hätte

„Guten Tag", sagte der kleine Prinz.

„Guten Tag", sagte der Händler.

Er handelte mit absolut wirksamen, durststillenden Pillen. Man schluckt jede Woche eine und spürt überhaupt kein Bedürfnis mehr, zu trinken

„Warum verkaufst du das?" fragte der kleine Prinz.

„Das ist eine große Zeitersparnis", erwiderte der Händler. „Die Sachverständigen haben Berechnungen angestellt. Man spart dreiundfünfzig Minuten in der Woche."

„Und was macht man mit diesen dreiundfünfzig Minuten."

„Man macht damit, was man will ..."

„Wenn ich dreiundfünfzig Minuten übrig hätte", sagte der kleine Prinz, „würde ich ganz gemächlich zu einem Brunnen laufen ..."

Der Kleine Prinz

Inhaltsverzeichnis

Wenn ich Zeit hätte	4
Unterstützende Maßnahmen	7
Abnehmen – Aber wie?	9
Die Last mit den Pfunden	9
Die Konstitutionen	12
Blutgruppendiät	12
Die Blutgruppen	12
Liegt Ihnen Fleisch im Blut	16
Der Neandertaler im Supermarkt	17
Der Speiseplan im genetischen System	19
Milch	19
Getreide	19
Salz	19
Kartoffel	20
Mehl	22
Abnehmen heißt Veränderung	23
Teilzeit Fasten	26
Der Weg von DICK nach DÜNN	30
Die Mitochondrien – das Energiekraftwerk	30
Chemisches Energiesystem - Körper	31
Energiekrise in der Zelle	33
Kohlenhydrate - Grundbausteine im Energiekreislauf	34
Insulin-Glukagon	35
Fette	41
weißes Fett – braunes Fett	43
Ketogener – kataboler Stoffwechsel	46
Fettverbrennung durch Eistherapie	51
Zuviel eiweißhaltige Lebensmittel?	53
Mikronährstoffe	55
Die Darmbakterien – Firmicutes	59
Ghrelin	60
Leptin	60
Adiponectin	61
Cortisol	61
Serotonin	62
Somatotropin	63
HCG	63
Wir trinken viel – und doch zu wenig	65

Matrix Healing-Mentalfeld-Therapie - MatrixLife	70
NOCEBO-die Macht negativer Erwartung	71
Die Erweckung der verborgenen Potentiale	75
Gehirnsysteme	77
MatrixLife	79
Ernährungstipps	81
Betthupferl	83
Kann denn Essen Sünde sein …	85
Der große Hunger nach Süßem	86
Skurrile Besonderheiten	90
Stoffwechsel Diät	92
Phytohormone Lebensmittel	95
Anti-Aging-Hormone	97
Bachblüten	97
Energien aktivieren mit Hilfe der Quantenwellen	98
Akupunkturpunkte aktivieren	101
Dein tägliches Übungsprogramm	102
Synergie der vier Gehirnsysteme	102
Herzenergiefeld öffnen	103
Wunschtraum Körper mit den Quantenwellen herbeizaubern	104
Gewichtsabnahme mit dem 3. Chakra	104
Ein neues Geheimnis	107
21 Tage Wellness-Kur	108
Anhang	113
Ernährungsbeispiele zum Frühstück und für die Mittagsmahlzeit und allgemein	114
Wie komme ich aus der Stoffwechselfalle heraus?	121
Grüne – Organe – Rote Ernährungsliste	122
Low carb Menü	127
Effektive Suppen	129
Paleo-Brot	133
Einfache kinesiologische Testung	134
Testung - Leptinresistenz	135
Literaturverzeichnis	136
Meine Bücher	137
Hokus Pokus	138
Bildvermerk	139
Eigene Notizen	140

Maßnahmen zur Anregung der Entschlackung und der Fettverbrennung

Folgende Angaben sollten-können täglich beachtet werden, um einer neuen Ernährungsstruktur erfolgreich die Tür zu öffnen.

Tägliche Übung: AZ-System (Körper anspannen und lösen. Bauch anziehen und die Gesäßmuskel anspannen – halten – und wieder lösen.)

Tägliche Aufnahme eines probiotischen Medikaments oder eine gezielte Darmaufbaukur

Tägliche Aufnahme
Ein Glas rote Betesaft
Ein Glas Antioxidantiensaft z.B. Amecke rot oder gelb (nur wer möchte und es vertragen kann, da leider der Fruktoseanteil hoch ist.)
1 Tl MCT-ÖL

Täglich ein kleines Sportprogramm nach Wahl
Gartenarbeit, 20 Minuten Spazierengehen (vor allen Dingen nach dem Abendessen), Radfahren, Fitnessstudio, Yoga, Gymnastikübungen, TABATA-Sport, (eine neue Sportanregung über 4 Minuten. Sie kann bei Bedarf auch länger ausgeübt werden. Selbst ausgewählte Gymnastikübungen werden in einem Zeitraum von 20 sec. absolviert – anschließend 10 sec. Pause. Insgesamt 4 Minuten oder aber auch länger. Die Übungen können in den 4 Minuten gleich sein, es können aber auch 4 verschiedene Übungen (Bauch-Rücken-Beine-Arme) eingebaut werden. Je nach Kondition und Bedarf. usw.(siehe TABATA-Internet)

Tägliche Einnahme der homöopathischen Medikamente nicht vergessen

Tägliches Wassertrinken nicht vergessen

> **Täglich einige Gläser aus der Zitronensaftkur für die Fettverbrennung**
> Zitronensaftkur: 2 Eßl. Zitronensaft
>   1 Tl. Ahornsirup
>   1 Msp. bis ½ Teel. Cayennepfeffer
>   1 Flasche Mineralwasser
> ……………………….1/2 Tl Kaiser Natron
> Aufgepasst es schäumt gewaltig.
> Die Fettverbrennung beginnt nachts ab 22.00 h durch STH. (**Somatotropin** ist ein im Hypophysenvorderlappen gebildetes Peptidhormon, welches das Wachstum und den Stoffwechsel beeinflusst.) Vielleicht ist es sinnvoll vor dem Schlafengehen noch 1 Glas aus der Zitronensaftkur zu trinken.

> **Zwischendurch,** wenn der Hunger nagt, ein bisschen Obst oder Gemüse, oder 5 getrocknete Aprikosen (Kalium), oder 150 g Naturjoghurt (lactosefrei) mit Haferflocken, Ahornsirup oder Obst, oder 3 Eßl. Quark mit Obst essen, oder 1 Stck. Käse, oder 1 Stck. Fleisch, oder 1 Scheibe Schinken.

> **Täglich,** wenn man möchte, ein Eis-Kühlpack auf den Bauch legen.

Wichtig: Kalorienaufnahme ist nicht gleichzusetzen mit Kalorienverbrennung. Es kommt darauf an, wie der Körper die Nahrung aufspaltet.

Über die Kinesiologie, oder über Matrix können Sie sich auch selber immer wieder fragen: „Wie viele Kohlenhydrate, Eiweiße, Fette sind für mich polar?"
   So könnte zum Beispiel die Antwort bei Ihrer Frage lauten:
      AHA, Ich benötige täglich …:
           30 % Kohlenhydrate
           30 % Eiweiße
           40 % Fett

Mit der einfachen kinesiologische Testung im Anhang können Sie es erfahren bzw. eine Antwort bekommen.

ABNEMEN – ABER WIE?
Die Last mit den Pfunden

Seit Urzeiten braucht der Mensch, um seine Funktionen aufrecht zu erhalten, Energie. Diese beansprucht er zur Erhaltung der Lebensfunktionen. Grundlagen des Energiestoffwechsels sind primär Kohlenhydrate und Fette. Eiweiße, Proteine sind das Fundament des Baustoffwechsels. Da Eiweiße nicht umgewandelt werden können, wie zum Beispiel die Kohlenhydrate in Fette oder Fette in Kohlenhydrate, sind sie unersetzbare. Eiweiß ist zwar für die Energiegewinnung von zweitrangiger Bedeutung, aber ihre Wichtigkeit liegt im Aufbau neuer Körperzellen. Nur wenn dem Organismus nicht ausreichend Fette und Kohlehydrate zur Verfügung stehen, greift er zur Ergänzung auch auf die Eiweißbotenstoffe zurück, mit unheilvollen Folgen.

Diese Energie – Eiweiße, Fette und Kohlenhydrate - bekommt der Körper aus der Nahrung. So begibt er sich seit Urzeiten auf die Suche nach der passenden Nahrung, ob zu Fuß oder mit Fahrrad oder mit dem Auto.

In der westlichen Welt braucht Mensch sich nicht mehr so intensiv auf die Suche zu begeben, denn das Nahrungsangebot ist fast vor seiner Tür.

Wenn heute viele Menschen unter Übergewicht leiden, ist das nicht verwunderlich:

„Nie" ging es uns besser, „nie", „nie" hatten wir ein größeres und verlockenderes Angebot an Nahrungsmitteln. Aus dem Grundbedürfnis sich zu ernähren, ist inzwischen eine Lust am Schlemmen und am schnellen Bedürfnis nach Frust-Wohlgefühl erwachsen. So gibt es ein Übermaß, das oftmals in keinem vernünftigen Verhältnis mehr zu unseren körperlichen Aktivitäten steht.

Hinzu kommt ein Fehlverhalten der besonderen Art. Wir essen nur so aus „Spaß an der Freud", unter Stress, unter

Frust, zu schnell, zu hastig und gelegentlich leckeres Fast Food. (Manchmal wirklich sehr lecker). Kräftig schwingen auch unsere alten Glaubensätzen mit:„Iss, damit du groß und stark wirst." „Wer hart arbeitet, muss auch viel essen." (???) „Lieber sich den Magen verrenken, als dem Wirt was schenken", usw.

Der Magen, ein Muskel, dehnt sich bei *diesen* Glaubenssätzen kräftig aus und schreit nach „mehr, mehr, mehr". Die Rolle wird dicker und dicker.

Die Ernährungsindustrie bombardiert Mensch zusätzlich durch Medien und auch über ganz wichtige Ernährungsapostel mit den kuriosesten neuesten wissenschaftlichen Ernährungs-Erkenntnissen.

Gestern so   Heute so.

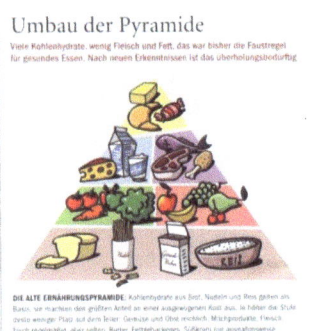
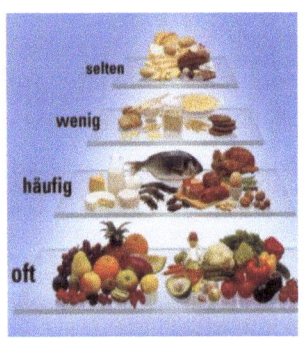

Außerdem ist auch ein flatterhaftes Ess- und Bewegungsverhalten zu verzeichnen. Der Abend klingt mit dem wunderbaren Fernsehprogramm aus - Gemütlichkeit ist angesagt. Dazu wird dann gerne - wenn auch nur hin und wieder - in die Knabberdose gegriffen und zwischendurch leckere durststillende Getränke konsumiert.

„Schlapperadieschen" halt – meine ostwestfälische Mundart. Das schlechte Gewissen wird beim morgendlichen Wiegen wach. „Verflixt schon wieder 200g zu viel und ... der Fettspiegel bleibt einfach stehen. Also, ich stelle jetzt meine Ernährung um. Auf meinen Tisch kommen nur noch die „Du darfst" – Produkte." Fürs erste ist das schlechte Gewissen beruhigt. Die schönen Schlankheitsprodukte, die ganzjährig in den Supermarktregalen ein echter Hingucker sind, laden Mann/Frau gerne zum Handeln ein, um so die dicken „Ermahner" ruhigzustellen. Zusätzlich verlocken die unübertrefflichen Suggestionen aus der charmanten illustrierten Abnehmwelt - in 2 Wochen 5 Pfund verloren. Obendrein kommt die Trägheit aufgrund von – es hilft ja doch nichts, wenn man alt wird, ist das eben so, meine Eltern waren dick, und ich auch, was soll's, mir schmeckt es eben gut, nee, nee von hungern halte ich gar nichts.

Ach, ist da eine verrückte Welt!!

Andererseits wird ein beispielloser Körperkult propagiert. Schlanksein ist angesagt. Wer als dynamisch und erfolgreich gelten will, sollte möglichst Idealgewicht haben. Das suggeriert zumindest die gleich Werbemaschinerie, die andererseits ebenso vehement Reklame für mehr Konsum beim Essen und Trinken macht. Körperliche Fülle wird allenfalls solchen Prominenten zugestanden, die ihre Übergewichtigkeit zum Markenzeichen hochstilisiert haben, wie etwa ... (Kennen wir alle).

Und die anderen? Für sie lautet die Devise: Abnehmen! Das ist sicher grundsätzlich richtig und auch erstrebenswert, nur – wie stellt man es an?

In vielen angepriesenen Diäten werden oft konstitutionelle Begebenheiten verschwiegen.

Da ist zuerst der Mensch in seiner besonderen Konstitution und mit seiner Blutgruppe. Nach der klassischen Konstitutionslehre gibt es drei signifikante Prägungen. Mensch kann ein Pykniker, ein Leptosom, ein Athlet sein. Zusätzlich sind auch noch Mischkonstitutionen vorhanden, die aber jetzt nicht relevant sind.

Ein klassischer Pykniker wird nie eine athletische Konstitution mit einem Sixpack bekommen. Er wird vielleicht nur noch etwas runder (Dirk Bach, Trude Herr – klassische Pykniker). Ein Athlet kann sehr wohl rund und füllig werden, und ein Leptosom in seiner sehr geradlinigen Struktur einen ziemlichen Spitzbauch bekommen.

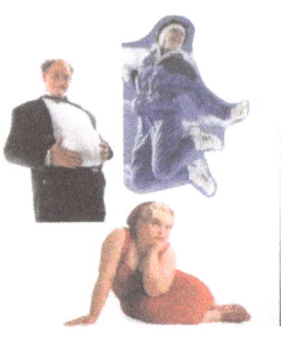

Wer bin ich??

Blutgruppe – 0 – A – B – AB

Die 1. Blutgruppe und zugleich die Blutgruppe des ersten Menschen ist die Blutgruppe O.

Das Herkunftsland ist Afrika.

Aus den Blutgruppen entstand im Jahre 1998 durch Dr. Peter J.D'Adamo[1] die Blutgruppendiät.

Lange Jahre habe ich unter rheumatischen Beschwerden gelitten. Arzt hier, Arzt dort, Kortison spritzen, Physiotherapien, Kuren, nichts half. Das Beschwerdebild verschlechterte sich von Jahr zu Jahr. Ein behandelnder Heilpraktiker brachte mich dazu, mich mit der Blutgruppendiät näher bekannt zu machen. Eine entsprechende Ernährungsumstellung brachte den wichtigen heilenden Erfolg.

---

[1] 4 „Blutgruppen, Vier Strategien für ein gesundes Lebens" ‚Dr. Peter J. Adamo mit Catherina Whitney

Die Blutgruppenwanderung von Afrika durch die Welt

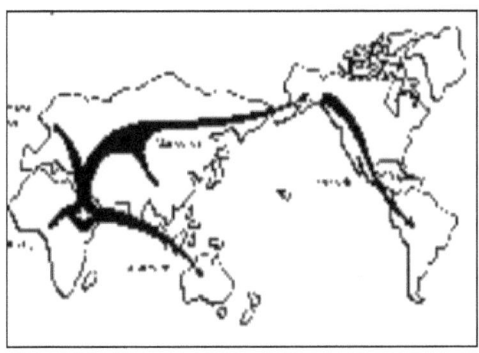

So erscheinen in der Genetik der Zell-DNA und der Mitochondrien-DNA[2] unterschiedliche Lebensweisen bzw. auch unterschiedliche Essstrukturen.

Erstens: Blutgruppe O – der Jäger und Sammler. Afrika – Zuerst absoluter Fleischesser. Das heißt aber nicht, dass der Urzeit-Mensch jeden Tag Fleisch zu essen bekam. Da die Tiere sich nicht direkt vor der Haustür zeigten, mussten sie erst gejagt werden. In der übrigen Zeit ernährte sich der Urzeit-Mensch aus dem, was die Natur zu bieten hatte. In späteren Jahren gehörte auch Fisch zur Nahrungsaufnahme, weil durch die Völkerwanderung und die Suche nach dem Nahrungsangebot Fleisch Mangelware wurde. Eine neue Blutgruppe entstand aufgrund der veränderten Bedingungen, die Blutgruppe A.

Zweitens: Blutgruppe A – der Landwirt. (Mittelmeerraum - Deutschland) und eventuell Vegetarier. Denn, Fleisch war bei der Evolution der Blutgruppe A kaum noch vorhanden. Fisch und das, was die Natur zu bieten hatte, musste mühsam angebaut bzw. aufgezogen werden. Diese Blutgruppe wird nach den heutigen Erkenntnissen unter A1 – A2 – A3 – A4

---

[2] Die Mitochondrien DNA ist ausführlich in dem Auszug die Mitochondrien-das Energiekraftwerk beschrieben.

unterteilt. Gute Fleischportionen sind für die Blutgruppe A Huhn und Pute.

Drittens: Blutgruppe B – die Robusten. Ausganspunkt Mongolei-Himalaya. In dieser Blutgruppe wird noch unterschieden zwischen asiatischer oder afrikanischer Herkunft. Asiatisch geprägt Blutgruppe B kann Milchprodukte vertragen, afrikanisch geprägte Blutgruppe B oftmals nicht.

Viertens: Blutgruppe AB - die Zarten. Mittelmeerraum. Neuzeitlich. Entstanden aus A + B, aufgrund von kriegerischen Übergriffen und mächtigem Fehlverhalten der Krieger aus dem Heer von Atilla dem Hunnenkönig und Dschingis Khan (Blutgruppe B.)

Die DNA aller Blutgruppen ist immer noch mit dem Gen der Urzeit. d.h. mit dem Gen der Blutgruppe 0 verbunden. Aufgrund der Evolution gibt es mittlerweile und hier speziell bei der Blutgruppe O fast hundert Untergruppen.

Diese vier Blutgruppenbilder sind klassisch, aber trotzdem mit einem großen Fragezeichen versehen. Im Laufe der Fortentwicklung hat sich das klassische Blutgruppenbild verwischt. Die *körperliche Struktur* (Betonung liegt hier auf körperlich) und die Genetik kann Unterschiede aufweisen und nicht das klassische einfach strukturierte Bild - Blutgruppe O-A-B-AB beinhalten.

Beispiel: Grundfamilie: 1. Generation: Vater Blutgruppe 0, Mutter AB, Kinder B. Die Blutgruppe, die für eine eventuelle Notsituation – Blut-Transfusion - in Frage kommt, ist bei Mutter AB, bei den Kindern B und Vater O. (Blutgruppe O ist auch der Universalspender.)

Die körperliche Grundstruktur hingegen kann sowohl bei den Kindern O als auch A als auch B enthalten.

Blutgruppe O isst bekannter weise ungern Blumenkohl, Grünkohl, Rosenkohl, Rotkohl, Kartoffeln.

Tomaten, Schafskäse, Roggenbrot, Fleisch, ist für diese Blutgruppe optimal.

Für Blutgruppe B sind diese, für die Blutgruppe 0 ungern genannten Nahrungsmittel - bis auf Roggenbrot, Kartoffeln und Tomaten, - jedoch vortrefflich.

2. Generation: Mutter aus der 1. Generationsfamilie stammend - Blutgruppe B, Ehemann Blutgruppe O. Die Kinder aus dieser ehelichen Verbindung haben Blutgruppe O. Die Kinder wiederum essen sehr gerne die oben für Blutgruppe B angeführten Nahrungsmittel und können sie auch gut vertragen, weil Mutter mit ihrer Blutgruppe B über bestimmte genetische Verhaltensstrukturen eventuell diese Nahrungsmittelverträglichkeit auf die Kinder übertragen hat.

Das Besondere an der Blutgruppendiät ist, dass sie wirklich nach Blutgruppe unterscheidet, welches Nahrungsmittel für bestimmte Blutgruppen polar d.h. optimal ist.

Sie haben eben gelesen, dass bei einer Bluttransfusion zwar die Blutgruppe 0 der Universalspender ist, aber die anderen Blutgruppen untereinander keine Austauschfähigkeiten aufweisen. Es kommt zu einem Transfusionszwischenfall mit erheblichen ernsten Folgen.

Genauso ist es bei einem Nahrungsmittel, wie Dr. D'Adamo es beschreibt. Er geht davon aus, dass jedes Nahrungsmittel eine besondere Symbiose zu einer Blutgruppe hat. So gibt es Nahrungsmittel die absolut topp zu einer Blutgruppe sind, und andere wiederum eine schlechten Einfluss auf die Aufspaltung im Stoffwechsel haben. Die Folgen daraus können sein: Allergien, Kopfschmerzen, rheumatische Stoffwechselerkrankungen, entzündliche Darmerkrankungen usw.

Gesundheit

Liegt Ihnen Fleisch im Blut?

US-Mediziner behauptet: Unsere Blutgruppe entscheidet über Gesundheit, Ernährung und Fitneß

Die eine erwischt die Grippe, die andere bleibt verschont. Die eine hat Heuschnupfen, die andere kann ohne Beschwerden durch eine blühende Wiese gehen. Schicksal, Erbanlage, Zufall, Bestimmung – so dachten wir bisher. Jetzt wird es womöglich Zeit, umzudenken. Der amerikanische Arzt und Naturheilkundler Dr. Peter J. D'Adamo will herausgefunden haben, daß es an der Blutgrup-

In der DNS, dem genetischen Code, sind alle Erbanlagen festgelegt

pe liegt, ob jemand Fleisch besser verträgt oder Gemüse, ob er ein starkes oder schwaches Immunsystem hat, welcher Sport im guttut und wie er Streß verarbeitet.

Vier Blutgruppen gibt es: 0, A, B und AB. Laut Peter J. D'Adamo bestimmen sie über unsere Gesundheit. Das hänge mit den Lectinen zusammen, einer Art „Superklebstoff" im Blut, der die Eigenschaft habe, be-

stimmte Lebensmittel abzustoßen. Und das rät Dr. D'Adamo in seinem Buch „4 Blutgruppen - 4 Strategien für ein gesundes Leben" (Piper Verlag, München) den Menschen mit den einzelnen Blutgruppentypen:

Menschen mit Blutgruppe 0

Die Starken

Robuster Verdauungstrakt, starkes, bisweilen überaktives Immunsystem.
Kost:
Sie sollten sich eiweißreich ernähren (viel Fleisch, viel Fisch), grüne Blattgemüse bevorzugen.

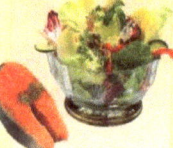

Sport:
Günstig ist intensive körperliche Betätigung wie zum Beispiel Aerobic, Kampfsportarten oder auch Laufen.

Menschen mit Blutgruppe A

Die Ruhigen

Wenig anfällig gegen Virus-Infektionen, empfindlicher Magen-Darm-Trakt.
Kost:
Sie brauchen viel Gemüse, Tofu, Meeresfrüchte, Vorsicht ist bei Milchprodukten geboten.

Sport:
Optimal sind beruhigende Sportarten, bei denen es auf Konzentration ankommt, wie zum Beispiel Tai Chi oder Yoga.

Menschen mit Blutgruppe B

Die Robusten

Starkes Immunsystem, robuster Verdauungstrakt.
Kost:
Sie vertragen fast alles, sollten ausgewogene Kost aus Fleisch, Getreide, Gemüse, Milchprodukten und Obst bevorzugen.

Sport:
Ideal sind Aktivitäten im Kreise anderer bei mittlerer Beanspruchung wie Wandern, Radfahren, Tennis oder Schwimmen.

Menschen mit Blutgruppe AB

Die Zarten

Heutigen Lebensbedingungen gut angepaßt, empfindliche Verdauung.
Kost:
Mischkost mit Fleisch (Kaninchen, Lamm, Pute), Gemüse, Milchprodukten. Besonders günstig: Eier.

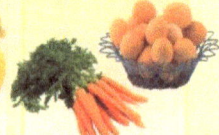

Sport:
Gut ist mittlere Belastung, etwa Radfahren, Schwimmen; entspannender, konzentrationsfördernder Sport wie Tai Chi.

Ein Neandertaler im Supermarkt.

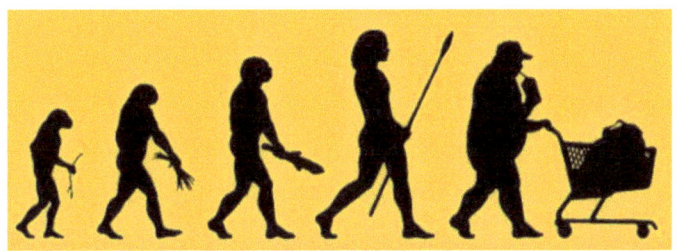

400 000 Jahre ist es her, dass unser direkter Vorfahre Homo sapiens die Welt betrat – mit einem kleinen Kiefer und einem stetig wachsenden Gehirn. Als Jäger und Sammler aß er mehr Fleisch und Fisch, zerkleinerte nicht mehr so viele Pflanzen und Samen, die Mahlzähne bildeten sich zurück und die Stirn wuchs. Fleisch und Fisch enthalten zwei Fettsäuren, die in Pflanzen nicht vorhanden sind, spielen für die Entwicklung des Gehirns aber eine große Rolle. 99.5 Prozent unserer Entwicklungsgeschichte haben wir als Jäger und Sammler gelebt, uns ernährt von Fleisch und Fisch, Eiern, Früchten, Wurzeln, Beeren und Samen. Und unser genetisches Programm hat sich seither kaum verändert.

Die Jäger und Sammler aßen Fleisch vom Wild, sammelten Wurzelgemüse und Früchte. Wo hätten sie ein Brot oder Ähnliches andere her bekommen können? (Den Bäcker um die Ecke, gab es wohl noch nicht!) So aßen sie also besonders viel tierisches Fett und Proteine. Kohlenhydrate waren Mangelware. Wenn der Urzeit-Mensch Glück hatte, fand er genügend Beeren oder konnte einen Bienenstock ergattern. Der Vorteil der Kohlenhydrate ist ihre schnelle Aufnahme ins Blut, wodurch eine schnellere Energieversorgung gewährleistet ist. Dies war damals wichtig, da der Mensch nicht nur Jäger war, sondern auch selber gejagt wurde. Sie ernährten sich ziemlich abwechslungsreich, wesentlich besser als ihre sesshaften Nachkommen (Blutgruppe A), die vor ca. 30 000 Jahren mit Viehzucht und Ackerbau begannen. In diesen Jahren begann der Umschwung. Durch den Ackerbau waren erstens Kohlenhydrate leichter in Massen zugänglich, und zweitens war es viel einfacher, an das Essen zu kommen und es schmeckte vielleicht auch besser.

Ab dieser Zeit lassen sich auch die ersten Fälle von den so genannten Gesellschaftskrankheiten dokumentieren, wie zum Beispiel: Rheuma, Fibromyalgie, Gicht.

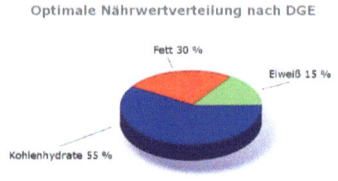

Vielleicht resultiert aus dieser Zeit noch die optimale Nährwertverteilung der Deutschen Gesellschaft für Ernährung (DEG). Diese Nährwerttabelle hält ziemlich deutlich an den Kohlenhydraten fest. Antiquarisch oder??

Kalorienbomben – Leider hat sich unsere Nahrungsaufnahme sehr gewandelt. Sie enthält dreimal so viele Kalorien wie zu der Zeit der Jäger und Sammler.

Das Eiszeit-Geiz-Gen ist seit Jahrhunderten von Jahren - im genetischen Code des Menschen - noch präsent.

Die Bedeutung: Wer nach der Jagd die „Keule" am effektivsten als Fett speichern konnte, hatte die größten Überlebenschancen, und heute ... Die „Fettkeule" wird heute immer noch geschwungen, oder ???

Leider ist uns im Laufe der Fortentwicklung das Bewegungsdrang-Gen abhanden gekommen. Oder aber, wir haben vergessen, dass wir geboren sind, um uns zu bewegen, denn das Auto bewegt uns vortrefflich.

Was können wir daraus zu lernen? Was war damals für die Sesshaften vor ca. 30 000 Jahren neu?

Der Speiseplan im genetischen System.

Vor ungefähr 20 000 Jahren kamen die verschiedenen schmackhaften Lebensmittel auf den Speiseplan, die unserem genetischen Programm fremd waren und auch noch zum Teil heute sind.

Der Mensch hat also Tausende von Jahren gebraucht, um sich an Grundnahrungsmittel wie Getreide, Salz, Zucker, Milch, Kartoffeln zu gewöhnen. Erst seit 150 Jahren kennen wir Zucker und industriell gefertigtes Mehl.

Milch – gibt es seit 6000 Jahren. Wir haben ein paar Tausend Jahre gebraucht, um uns daran zu gewöhnen, um uns genetisch neu zu naturalisieren. Die Anpassung ist trotzdem immer noch nicht optimal. (Lacotse-Intoleranz)

Getreide – ist erst zum Bierbrauen benutzt worden, und später, da es in rauen Mengen vorhanden war und in Notzeiten Hunger beseitigen konnte, wurde es als Hauptnahrungsmittel entwickelt. (Gluten-Intoleranz). Das Getreidekorn verlangsamt den Stoffwechsel und ist, so habe ich vor langer Zeit gelesen, auch für Tiere bedingt geeignet. Weizen zum Beispiel reagiert sehr intolerant mit dem Metabolismus der Schilddrüse und mit dem Knochensystem – besonders hier die Wirbelsäule.

Salz – steht uns etwa seit 1000 Jahren zur Verfügung. Salz ist für den menschlichen Organismus lebensnotwendig, da es den osmotischen Druck der Gewebeflüssigkeiten erhält und wird unter anderem bei der Blutbildung benötigt. 5 g Salz beansprucht täglich ein Erwachsener. **Jodsalz** kommt in der Natur leider nicht vor. Es ist ein industriell hergestelltes Salz. **Jodsalz** verändert den Stoffwechsel der Schilddrüse negativ. Schilddrüsenerkrankungen können dadurch entstehen und sind auch in den letzten Jahren sehr intensiv entstanden.

Kartoffel – Sie ist erst seit ca. 200 Jahren in Deutschland existierend. Das Heimatland der Kartoffel ist Peru. Die Kartoffel wächst hoch in den Anden über der Erde. Sie ist sehr klein und wird behütet wie ein Juwel.

Die Kultgeschichte der Kartoffel begann, über die spanischen Entdecker und Eroberer des südamerikanischen Kontinents. Die Kartoffel fand so den Weg nach Spanien, nach Europa. Anschließend entwickelte sich die Ausdehnung weltweit.

Erst wurde die Kartoffel in der westlichen Welt über der Erde angepflanzt. Wir wissen, wenn die Kartoffel mit Sauerstoff in Berührung kommt, entwickeln sich giftige Substanzen. So war es in den ersten Jahrzehnten. Bis jemand auf die Idee kam, die Kartoffel in den Erdboden zum Reifen zu versenken.

So zog die Kartoffel und mit ihr die verführerische „Pommes-Fritz" in Europa und in anderen Teilen der Welt ein.

Kaiser Wilhelm der Erste erklärte im Jahre 1818 mit dem amtlichen Stempel die Kartoffel für die Deutsche Bevölkerung zum Grundnahrungsmittel. In diesem Jahr war der Sommer ein Winter. Es herrschte aufgrund eines Vulkanausbruches auf den Philippinen in der Stratosphäre eine undurchlässige Wolkenschicht für die Sonnenstrahlen. Eine Kältewelle breitete sich rasant in der ganzen Welt aus und damit eine große Hungersnot. Die Kartoffel überstand die kalte Jahreszeit und war so ein probates Mittel in großer Nahrungsmittel-Knappheit. Und die Deutschen lieben seit Generationen Soßen und Kartoffeln. (Der Top Blutgruppen O Typ Mann sagt zum Beispiel: „Kartoffeln gehören in den Keller".)

Frauen haben eine andere Gesundheitsvorstellung. Sie orientieren sich gerne an den suggerierten Hinweisen:

„Tue etwas Gutes für deine Familie. Ernähren Sie Ihre Familie nach den Richtlinien „Der Deutschen Gesellschaft für Ernährung": „5mal am Tag Obst, viel Gemüse, wenig Fleisch, Brot nur in Form von Vollwert, viele Vollwertprodukte, Körner usw. Diese Ernährungsrichtlinien sind besonders „gesuuuund", stärken, machen vital und unterstützen das Wohlbefinden.")

Sie müssen nur meine Familie fragen mit welchen zeitgemäßen Nahrungsmitteln ich sie „verwöhnt" habe. Ich habe ehrlicherweise wirklich nichts ausgelassen. Meine Kinder erinnern sich jetzt immer noch voller „Verbundenheit an Mutters Kochkünsten" und mit großer (Schaden)Freude an bestimmte Nahrungsmittel wie zum Beispiel: Buchweizenauflauf, Grünkernfrikadellen, Hirseauflauf, Frischkornbrei, etc. [3]

In früheren Zeiten gab es in Deutschland häufig Probleme in der Nahrungsbeschaffung. Da Fleisch Mangelware war, wurde die dünne Fleischnahrung mit Soße aufgewertet. So gab es 1. Kohlenhydrate aus der Kartoffel und 2. wurde die Soße als zusätzliche Sättigung mit Mehl kräftig angedickt. Aufgrund der damaligen intensiven körperlichen Arbeit, die förmlich nach Kohlenhydraten schrie, verbrannte der Stoffwechsel diese Nahrung besonders gut.

Und heute???

Die Kartoffel ist auch noch heute eine beliebte Sättigungsbeilage. Sie ist zur Herstellung einfacher Gerichte ökonomisch und ist dazu noch ein preiswertes Lebensmittel. ABER:

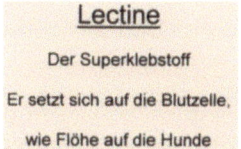

Die Lectine in der Kartoffel können eventuell auch für die Darmproblematik vieler Menschen stehen. Lectine allgemein können Entzündungen im Magen-Darmtrakt hervorrufen, verursachen Blähungen, stören die Energiefreisetzung und die Kalorienverbrennung. Sie gefährden die Produktion von

---

[3] Ich, mit Blutgruppe B, esse diese Nahrungsmittel, bis auf Frischkornbrei, heute immer noch gerne.

Insulin, hemmen das Homonelle Gleichgewicht, verursachen Wasseransammlungen und Schilddrüsenerkrankungen.

Mehl – hat einen riesigen Start in der neuen Zeit in den Bäckereien hingelegt. Das vielfältige Brot-Brötchen-Sortiment hier, verschafft verlockende Einladungen. Ein belegtes Brötchen hier, ein Teilchen dort, ein schneller Sattmacher mit unangenehmen Folgen, und vielleicht „das Fleisch" der heutigen Zeit - verbunden mit dem goldigen Hüftgold.

Zu unserer Ernährung kommen jährlich neue E-Nummern, Konservierungsstoffe, denaturierte Nahrung hinzu.

In ein paar Tausend Jahren werden wir die neuen Lebensmittel sicherlich auch vertragen. Doch bis dahin

sind wir also Neandertaler im Supermarkt?

Natürlich können wir uns nicht mehr wie die Neandertaler ernähren, durch die Gegend kriechen und Wurzeln sammeln; das Mammut jagen und die Keule über dem offenen Feuer braten. Selbst die angepriesene Diät der Steinzeit mag optimal sein, doch das Grundnahrungsmittel hat über tausende von Jahren auch eine genetische Veränderung erfahren.

Aber: Wir können das Verhältnis umkehren. Noch nie gab es eine so große Auswahl an gesundem, köstlichem Essen. Ernähren wir uns künftig zu **70 Prozent** von Lebensmitteln der Natur (Obst, Gemüse, Fisch, Lebensmittel ohne Konservierungsstoffe), dann können uns die **30 Prozent** Nahrungsmittel vom Fließband nicht wirklich schaden. Nur, kann mir mal einer eine Aufschlüsselung von 70% zu 30% mitteilen? Dass der Körper unglaublich gutmütig ist, wissen wir alle. Er zeigt nur seinen Unmut in bestimmten Erkrankungen und in den weichen Polsterungen.

Nicht nur bei den Deutschen ist prozentual das Gewicht gestiegen. Mittlerweile ist weltweit ein Übergewicht zu verzeichnen. Weltweit entstehen aufgrund dieser Tatsachen neue Abnehm-Strategien mit dubiosen Erfolgsaussichten. Erstaunt bin ich auch immer wieder über die jährliche Kreativität der „Abnehmindustrie".

Alles gut und schön und, wie werde ich meine Polsterungen los?

Schlicht und einfach: Ohne ein gesundes Maß an Bewegung und Maßhalten beim Essen, wird keiner überflüssige Pfunde los. Bewegung und gesundes Maßhalten beim Essen müssen aber ineinandergreifen, sonst funktioniert nichts. Denn alles fängt mit dem kleinen Zauberwort „ZU" an, der den Stoffwechsel, den Metabolismus in Schwung oder nicht in Schwung bringt.

Leider: Auch bei *körperlichen Aktivitäten* verschwinden die Polster ebenfalls nicht so schwungvoll, wie die Erwartung ist.

Abnehmen heißt Veränderung.

Abnehmen bedeutet immer Abschied nehmen von festen und eingefleischten Gewohnheiten. Wie schwer uns das Abschied nehmen fällt, ganz egal in welcher Form, kann jeder für sich in seinem tiefsten Inneren bezeugen. Abnehmen ist ein guter Vorsatz; doch der Vorsatz allein genügt nicht. Wichtig ist die innere Bereitschaft und daran knüpfen sich natürlich Fragen, die jeder für sich selber beantworten kann und muss.

Fragen Sie sich: „Aus welchem Grund möchte ich abnehmen?"

Denkbar ist es, dass Sie Ihre Geschichte in Form eines Briefes an einen imaginären Freund schreiben.

Vielleicht probieren Sie einmal ein folgendes Ritual. Sie schreiben mit rechts an Ihren virtuellen Freund Ihre spezielle Frage und schreiben mit links die Antwort Ihres Freundes. Es ist spannend und bewegend.

In dieser Fibel gebe ich meine Erfahrungen über das Thema Gewichtsreduzierung bekannt. Auch im Laufe der letzten 40 Jahre hat für mich ein Umdenken stattfinden müssen. Die Ernährung von damals, viele Kohlenhydrate, die für mein junges aktives sportliches Leben okay waren, ist einer kohlenhydratarmen Ernährung gewichen.

Sie und ich, die Abnehmwilligen, kommen leider nicht ohne leichte Einschränkungen in der Ernährung aus. Jeder kann sich hier aus dem Angebot, auf seine Bedürfnisse, für seinen Stoffwechsel, das beste Programm auswählen und aus vielen angebotenen Diätbüchern etwas passendes aussuchen, und vielleicht auch meine Angebote aus dem Anhang mit aufnehmen.

Ein Abnehmen in kurzer Zeit bringt zwar raschen Erfolg. Leider jedoch keinen bleibenden Erfolg. Erfolg ist wichtig. Erfolg ist Lebenselixier! Nur, um zum wirklichen Erfolg zu kommen, braucht jeder, brauchen Sie,

A u s d a u e r, M o t i v a t i o n und einen festen

W i l l e n.

Der Wille sich zu verändern, raus aus dem alten Trott, und hinein in neue Kleider, ist Anlass genug, ein gezieltes Abnehmprogramm zu starten.

Fürchten Sie sich nicht vor dem Gefühl, hungrig zu sein. Hunger ist etwas ganz Natürliches, und es ist vielleicht sogar ein seltsam angenehmes Gefühl, so ähnlich wie Muskelkater, den Sie spüren, wenn Sie nach längerer Zeit zum ersten Mal intensiv Sport betrieben haben. Ein leerer Magen tut längst nicht so weh, wie emotional ausgehungert zu sein.

Denken Sie daran, den schlimmsten Feind und den besten Freund tragen wir in uns selbst.

„Du alleine entscheidest, du trägst die Verantwortung für dich und für deinen Körper."

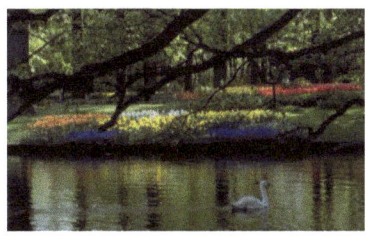

Sei gut zu deinem Körper

damit die Seele Lust hat - darin zu wohnen[4]

oder wie es bei Alice Walker, Autorin des Buches „Die Farbe LILA" heißt:

ICH DENKE GOTT IST STINKSUER, WENN DU IRGENDWO IN EINEM FELD AN DER FARBE LILA VORBEIGEHST UND SIE NICHT BEMERKST.

Von mir ein hilfreicher Tipp: Sich ein bisschen mit der Blutgruppen Diät beschäftigen – nur 2x am Tag (morgens und mittags) Kohlenhydrate wie zum Beispiel Brot, Kartoffeln, Reis, Nudeln essen, 1 bis 2 x im Jahr Fasten, sich zweimal im Monat auf einen Entlastungstag in Form von einem Fastentag einstellen und hin und wieder einen „Dinner chancelling" Abend einlegen. (Das Abendessen überlasse denen, die das Hüftgold vermehren möchten und dringend benötigen).

---

[4] Zitat von Hildegard von Bingen

Neu in dem Abnehmsystem ist das Teilzeitfasten.[5]

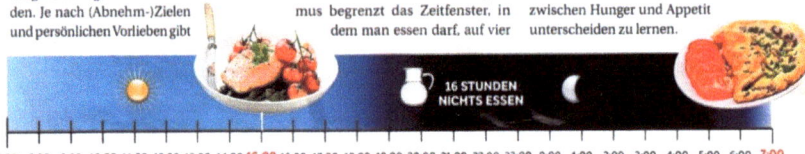

Fasten in Teilzeit

INTERMITTIERENDES FASTEN lässt sich gut in den Alltag integrieren und auf die persönlichen Vorlieben hin abstimmen

Fasten ist die älteste Methode, um Gewicht zu verlieren. Durchzuhalten war allerdings noch nie einfach. Leichter fällt es beim sogenannten intermittierenden, also unterbrochenen Fasten. Hier wechseln sich Phasen, in denen normal gegessen wird, mit Intervallen des kompletten Verzichts ab. So ist es möglich, von den Vorteilen des Fastens zu profitieren und Heißhungerattacken oder Schwächegefühle zugleich zu vermeiden. Je nach (Abnehm-)Zielen und persönlichen Vorlieben gibt es verschiedene Formen, die sich im Verhältnis von Essens- zu Fastenzeit unterscheiden.

Am einfachsten umzusetzen: der 16:8-Rhythmus, bei dem man 16 Stunden am Stück fastet. Vorteil: Wer gern abends isst, kann aufs Frühstück verzichten und etwa im Zeitraum von 12–20 Uhr essen. Wer nicht hungrig in den Tag starten möchte, frühstückt, isst bereits zeitig zu Abend – etwa um 15 oder 16 Uhr – und verzichtet bis zum nächsten Morgen auf Nahrung. Beim 36:12-Rhythmus wird jeden zweiten Tag gefastet, je 36 Stunden am Stück. Der 20:4-Rhythmus begrenzt das Zeitfenster, in dem man essen darf, auf vier Stunden am Tag. Laut einer Studie der Uni von Südkalifornien in Los Angeles hält regelmäßiger Verzicht jung und gesund und kann sogar schlank machen. In Versuchen mit Mäusen bemerkte man eine Verbesserung der Blutwerte und ein geringeres Risiko für Diabetes, Krebs- oder Herzerkrankungen. Einer der Gründe: das Absinken des Blutzuckerspiegels. Erste aktuelle Untersuchungen mit Menschen zeigen, dass Fasten bei uns eine ähnliche Wirkung erzielen kann. Vorteile: Intermittierendes Fasten ist alltags- und bürotauglich, erfordert kaum Planung und Vorwissen. Außerdem hilft es, wieder zwischen Hunger und Appetit unterscheiden zu lernen.

FASTEN PASST IN JEDEN ALLTAG

„Beim intermittierenden – also dem unterbrochenen – Fasten handelt es sich nicht um eine Fastenkur im klassischen Sinne. Stattdessen wechseln sich Phasen, in denen normal gegessen wird, mit Phasen des kompletten Verzichts ab. Diese Art zu essen soll es möglich machen, von vielen Vorteilen des Fastens zu profitieren, ohne dass dabei Heißhunger oder Schwächegefühle aufkommen. Wir zeigen, wie das intermittierende Fasten funktioniert und wer davon profitieren kann."

Wie funktioniert intermittierendes Fasten?

Während der Fastenzeit sind nur Wasser oder ungesüßte Getränke wie Kaffee oder Tee erlaubt. In der restlichen Zeit darf ganz normal gegessen werden, bis auf die üblichen Empfehlungen für eine gesunde Ernährung – also wenig

---

[5] Internet – Zentrum der Gesundheit und Fit for fun
Bild – Zeitschrift" Bunte" aus dem Jahr 2015

raffinierter Zucker, nicht zu viel und zu spät essen, möglichst kein Fast-Food – gibt es keine Vorgaben. Je nach den individuellen Zielen und Präferenzen sind verschiedene Formen des intermittierenden Fastens möglich, die sich in ihrem Verhältnis von Fastenzeit zu Essenszeit unterscheiden.

Verschiedene Formen des Intermittierenden Fastens:

36:12 - Rhythmus – Bei diesem Prinzip wird jeden zweiten Tag gefastet. Einen Tag wird normal gegessen – von 8 Uhr morgens bis 20 Uhr abends. Während der Nacht und des gesamten nächsten Tages wird gefastet und erst am übernächsten Tag mit dem Frühstück das Fasten gebrochen.

16:8 - Rhythmus – Relativ gut in den Alltag zu integrieren ist ein Fasten-Intervall von 16 Stunden. Besonders diejenigen, die ungern frühstücken werden mit dieser Methode wenige Probleme haben. Eine Möglichkeit ist, spät zu frühstücken und früh zu Abend zu essen – also beispielsweise in der Zeit von 11 bis 17 Uhr zu essen. Wer gerne abends isst, kann das Frühstück ganz ausfallen lassen und mit dem Mittag um 12 oder 13 Uhr starten und dafür bis um 20 oder 21 Uhr nach Belieben essen.

20:4 - Rhythmus – Noch krasser und wahrscheinlich nur für eine kurze Zeit empfehlenswert ist diese Zeiteinteilung. Das Fenster, in dem gegessen werden darf, wird hier auf 4 Stunden am Tag begrenzt.

Einzelne Fasten-Tage – Das Konzept findet auch in der 5:2-Diät Anwendung: An zwei Tagen in der Woche wird auf Nahrungsmittel verzichtet oder die Kalorienmenge erheblich reduziert. Wer kein Gewicht verlieren muss, sondern nur kleine Sünden ausgleichen oder seinen Verdauungstrakt entlasten will, kann auch nur einen Fastentag für die Woche einplanen. Studien haben gezeigt, dass Probanden mit dieser Ernährungsform gute Gewichtsverluste erzielten, ohne sich besonders eingeschränkt zu fühlen.

Vorteile von intermittierendem Fasten

Ein japanisches Sprichwort besagt, man solle für eine gute Gesundheit stets nur so viel essen, dass man zu 80 Prozent gesättigt ist. Tatsächlich haben Studien gezeigt, dass eine leicht verringerte Kalorienaufnahme zu einer höheren Lebenserwartung führt und viele Krankheiten verhüten oder verbessern können. So wurde in Versuchen mit Mäusen zum Beispiel eine Verbesserungen der Blutwerte und eine verringerte Wahrscheinlichkeiten für Diabetes, Krebs- oder Herzerkrankungen durch ein leichtes Kaloriendefizit festgestellt. Ob sich solche Ergebnisse allerdings 1:1 auf Menschen übertragen lassen, müssen weitere Studien zeigen.

Für wen ist intermittierendes Fasten geeignet?

Für viele Menschen kann die Methode ein interessanter Ansatz sein, um Körperfett zu verlieren, ohne sich bestimmte Lebensmittel zu verbieten oder das aktuelle Körpergewicht trotz einiger Schlemmereien zu halten. Es fällt mitunter leichter, einen Tag oder auch 16 Stunden nichts zu essen - mit der Gewissheit, am nächsten Tag auf nichts verzichten zu müssen.

Ein spätes Frühstück und/oder ein frühes Abendessen sind für viele Menschen machbar. Dafür können sie sich das Kalorienzählen und das Verteufeln von Kohlenhydraten oder Fetten sparen. Außerdem ist intermittierendes Fasten besonders für Büroangestellte alltagstauglich und erfordert fast keine Planung. Ein weiterer Vorteil soll sein, dass man wieder lernt, echten Hunger von Appetit zu unterscheiden. Wenn wir längere Zeit nichts essen, verfliegt der Hunger meist von allein – denn der Körper hat in der Regel genug Reserven, um einige fehlende Mahlzeiten zu kompensieren. Wer schnell ein paar Pfunde verlieren will, ohne auf sein Lieblingsgericht zu verzichten, kann mit dieser Methode Erfolg haben. Zusätzlich bewirkt ein individuelles Sportpensum und damit verbunden die Reduzierung des beruflichen Stresses und zugleich eine veränderte Ernährung und Kalorienzufuhr eine sinnvoll Lebensenergie. Diese Diät ist also nicht nur für jeden die beste Option, sondern hat große Aussagekraft!

Natürlich ist die Wissenschaft in all den hunderten von Jahren und ganz besonders in dieser neuen Zeit nicht untätig geblieben. Wissenschaftlich fundierte Erkenntnisse sind auf dem Vormarsch und doch fehlt die durchgreifende Struktur zu Bekämpfung des Übergewichts. Es gibt immer wieder Fragen, indem die Worte mit den Anführungszeichen „" stehen, „Warum", „Wieso", „Weshalb" – nimmt das Übergewicht und die damit verbundenen Gesellschaftkrankheiten weltweit zu.

Es gibt aber auch immer wieder Befürworter und Gegner dieser Therapien. Gerade diese besonderen unterschiedlichen Botschaften, diese besonderen erhobenen Zeigefinger einiger Wissenschaftler über den Sinn und Unsinn bestimmter Ernährungsrichtlinien, verunsichert. Wir können es leider nicht nachhalten was gut und was schlecht ist, welche Maus gerade auf diese Testung, auf diese Forschung positiv oder negativ reagiert. Der eine sagt halt so und der andere wieder so. Sie alleine haben die Courage der Entscheidung.

Das Gleichgewicht, die Übereinstimmung daraus dürfen Sie sich selber herausfiltern. Ich habe aus vielen wissenschaftlichen Reportagen und Feststellungen positive Erfahrungen gewonnen und viele andere auch.

Der Weg von DICK nach DÜNN

Die Mitochondrien
Der Makrostoffwechsel
Der Mikrostoffwechsel
Die Kraft der Hormone
Die Macht der Darmbakterien
Die Hormone zur Stoffwechselregulierung

Hormone sind die heimlichen Steuerer in uns, Lust und Liebe, Glück und Leid, Hoffnung und Depression. Die heimlichen Boten agieren unermüdlich und bewerkstelligen erst die Feinsteuerung im System, Körper. Das feine Regelwerk der Neurotransmitter, der Enzyme, der Fermente, der Hormone und deren Vorstufen werden über die übergeordneten Zentren, dem *Hypothalamus* und der *Hypophyse*, geschaltet.

Die Wissenschaft hat in neuester Zeit besonders zu dem Körpergewicht klärende Erkenntnisse erlangt. Die aktuellen Erkenntnisse belegen, dass Heißhunger und Ess-Sucht nicht unbedingt mit fehlendem Willen zusammenhängen müssen und oft nicht willentlich beeinflusst werden können. Es sind die Mitochondrien, die Hormone und die Darmbakterien, die in dem Körper mehrfach ein Auf und Ab bewirken und das Körpergewicht „anschwellen" lassen, ein sogenanntes **Schlüssel-Schloss-Prinzip.**

Die Mitochondrien - Das Energiekraftwerk[6]

Sie – die Mitochondrien werden versorgt von dem Nahrungsmittelverzehr - Fett/Eiweiß/Kohlenhydraten und den damit verbundenen Kalorien. Zusätzlich gestärkt und gefördert von sportlicher Bewegung.

---

[6] Die Mitochondrientherapie ist erst seit einigen Jahren (1978) in intensiver Forschung. Die ersten Ergebnisse (2014) sind genau in dem Buch von Dr. Bodo Kuklinski beschrieben.

Die Energietätigkeit der Mitochondrien ist im stetigen Dauereinsatz. Sie verfügen über ein unglaubliches Verbrennungssystem zur Aufrechterhaltung aller körperlichen

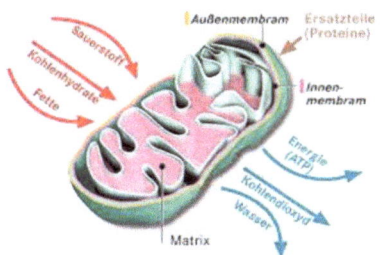

Funktionen. Ohne diese Energiegewinnung, genannt Adenosintriphosphat - ATP, in den Mitochondrien, ist Mensch nicht lebens- und handlungsfähig.

Es gibt 150 Trillionen Mitochondrien im Körper eines Menschen. Der katabole (erhaltene) Stoffwechsel beschäftigt sich in erster Linie mit der Kohlenhydrataufspaltung. Kohlenhydrate gleich Glukose und vielfach verantwortlich für die schönen Rundungen, aber auch absolut ein wichtiger Nährstoff für die existentielle Konstanterhaltung des zentralen Versorgungssystems hier der Blutkreislauf. Selbst die Neurone ernähren sich ausschließlich von Glukose.

Ein kleiner Ausflug in das chemische Energiesystem - Körper

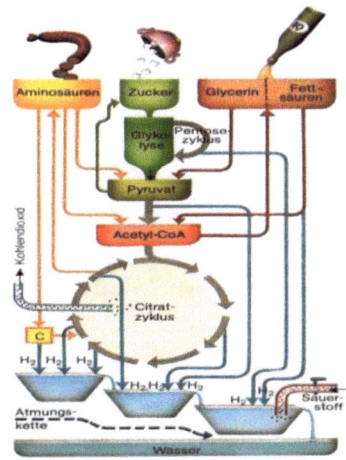

Nach einer kohlenhydratreichen Mahlzeit wird die daraus **aufgespaltene Glukose im Darm als** Hauptenergiequelle genutzt. Die Glukosemoleküle werden mithilfe des **Insulins** in die Zelle transportiert. Dort werden sie über die Atmungskette in den Mitochondrien mittels Sauerstoff zu ATP verarbeitet. Dieses körperliche System ist schon sehr kompliziert und doch läuft es unerlässlich ohne Inspektion und Reparatur sekündlich/wimpernschlagartig und noch schneller, in unserem Körper ab.

In den Mitochondrien wird aus Sauerstoff, Zucker (Kohlenhydraten), eine riesige Menge an Adenosintriphosphaten (ATP) gebildet. ATP entsteht in den Mitochondrien über mehrere Stoffwechselschritte. Das wichtigste Stoffwechselzwischenprodukt ist das
Acetyl-CoenzymA.
Dieses wird in den Citratzyklus oder auch Krebszyklus genannt, geleitet, an dessen Ende die oben genannte Atmungskette steht, mit dem Endprodukt ATP. Auch Eiweiße und Fette gelangen über einige Umwandlungsschritte in den Citratzyklus und die Atmungskette.

Die Atmungskette ist also ein spezieller Stoffwechselvorgang im Körper.

ATP (aus 3 Phosphaten bestehend) wird in ADP (aus 2 Phosphaten) umgewandelt. Dabei wird Energie für die Zelle freigesetzt. Anschließend wird das ADP wieder an das Mitochondrium abgegeben, wo die „Energiegewährung" – das ATP wieder regeneriert wird. Rund um die Uhr erzeugen die Mitochondrien aus 80 % eingeatmeten Sauerstoff so viel kg an ATP, wie der Körper in kg wiegt. Dieses ATP wird natürlich erstens bei Überbedarf gespeichert und zweitens bei Energieverlust aktiviert. Je mehr kg an Gewicht vorhanden ist, desto mehr benötigen die Zellen des Körpers – ATP - als Betriebsstoff ohne Pausen.

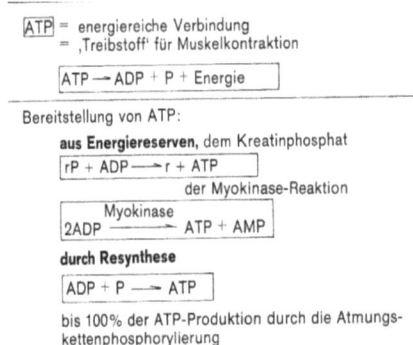

Energiekrisen in der Zelle,
entstehen, wenn das ATP schneller in ADP gespaltet wird, als es regeneriert werden kann. Im Ergebnis entsteht ATP Unterversorgung und ADP-Überversorgung. Das überschüssige ADP wird unvermeidlich in AMP (energiearme Adenosinmonophosphat mit einem Phosphat) umgewandelt.

Hier beginnt für die Zelle eine wahre Stoffwechselkatastrophe. In der Zelle wird ein Sparprogramm in Gang gesetzt. Die Energie wird dabei aus Glucose gewonnen, indem diese in Milchsäure umgewandelt wird.

Milchsäure ruft in den Muskeln Schmerzen und Muskelkater hervor. Die aufgebrauchte Glucose kann nicht mehr zu Bildung von D-Ribose genutzt werden.

D-Ribose ist eine Zuckerart, aus der sehr schnell ATP gewonnen werden kann. Der Haken dabei ist folgender: D-Ribose kann nur langsam aus Glucose gebildet werden. Sie braucht zur Umwandlung 1 bis 4 Tage. Bei Menschen mit schwachen Mitochondrien, genannt Mitochondriopathie, ist dies die biochemische Ursache für die verzögerte auftretende Erschöpfung nach Belastungen.

Bei gesunden Menschen werden diese Nebenwirkungen schnell ausgeglichen. Die Milchsäure wird nach einer intensiven Anstrengung zu Glucose verstoffwechselt und der Muskelkater verschwindet. Weist die Person aber eine gestörte Mitochondrienleistung auf, dann kann Milchsäure in Glukose nur langsam verwandeln werden, denn auch dafür ist Energie (also ATP) notwendig. Das führt dazu, dass Milchsäure unnatürlich lang in den Muskeln verbleibt, wo sie Schmerzen und Schweregefühl (z.B. Fibromyalgie) verursachen und eine lange Erholungsphase die Folge ist.

Die angegriffenen Mitochondrien können die Atmungskette nicht mehr ordentlich versorgen und die benötigte Energie in Form von ATP wird für die Zelle nur verlangsamt bereitgestellt. Dementsprechend können die Körperfunktionen nur noch gedrosselt ablaufen und dadurch leidet der Mensch unter einer verringerten Ausdauer und Belastbarkeit.

ATP ist ein absolut wichtiger und nützlicher Baustein für die DNA in den Mitochondrien und im Zellkern.

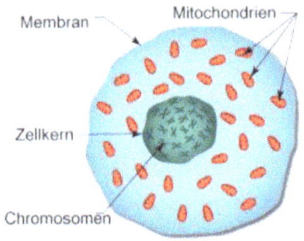

Diese kleinen mikroskopisch „Körnchen-Fädchen" übernehmen eine Vielzahl enormer wichtiger Stoffwechselprozesse. Bis zu 6000 Mitochondrien kann eine Zelle, speziell die Herzzelle, besitzen.

Fehlfunktionen (Arbeitsniederlegung) können katastrophale Auswirkungen auf den Stoffwechsel der Mitochondrien haben, und der Mensch wird in einem schleichenden Prozess in seiner Energiegewinnung massiv getroffen. Diese Auswirkungen zeigen sich aber erst, wenn 40 % der Mitochondrien zerstört sind. Auswirkungen dieses schleichenden Prozesses können von Bänder- Sehnenverletzung bis hin zu den schwersten Erkrankungen führen. Ein Unfall, eine Krankheit, eine Verletzung fällt nicht so ohne weiteres vom Himmel.

Kohlenhydrat – Eiweiß - Fett – die Grundbausteine im Energiekreislauf

Wie wichtig sind nun die Kohlenhydrate für den menschlichen Organismus? Laut den Ernährungsrichtlinien sollen sie ja fast zu 50 % unseren Tagesbedarf decken.

Die „Krucks" in unserem System: Erstens Kohlenhydrate können in Fette und zweites Fette können in Kohlenhydrate umgewandelt werden.

Erstens: Das zugeführte Kohlenhydrat ist die **Glucose** (Traubenzucker). Das Kohlenhydrat des Körpers ist das **Glykogen**. Es ist ein Zweifachzucker, das erst aus den zugeführten Kohlenhydraten gebildet werden muss, damit der Körper es bei schnellem Bedarf wieder verwenden kann. Gespeichert wird es in der Leber, in den Muskeln und in anderen Organen. Durch die Umwandlung in Glykogen wird viel, viel Wasser im Körper gespeichert und der Blutzucker steigt. Bei Kohlenhydratverzicht sinkt der Blutzuckerspiegel und die Wasserspeicherung geht fast zurück auf „Null" „0".

Glukagon - ein Gegenspieler des Insulins – hat die Aufgabe, das gespeicherte Glykogen bei erhöhtem Bedarf aus den Speicherorten, Leber, Muskeln, wieder umzuwandeln, damit die Konstanterhaltung des Blutzuckerspiegel gewährleistet ist.

Insulin senkt den Blutzuckerspiegel, Glukagon hilft den abgesenkten Blutzuckerspiegel zu erhöhen (Hypoglykämie).

Das Insulin – das bedeutendste Hormon und der Gegenspieler zu Glukagon. Beide Hormone sind Bauchspeicheldrüsen-Hormone und treten doch jeweils nur einzeln auf.

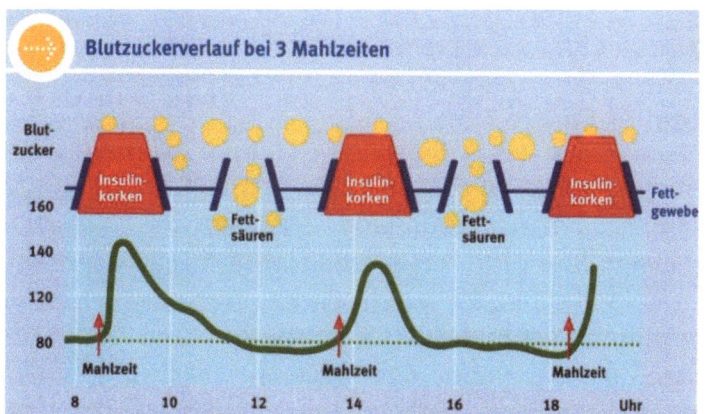

Auszug aus „Schlank im Schlaf"

Insulin ist als einziges Hormon für den Transport von Zucker und Fett im Blut bis zu den Zellen verantwortlich. Insulin stimuliert die Fettzellen, Fett zu bilden (Lipogenese), die

Muskelzellen werden angeregt Aminosäuren aufzunehmen und Proteine zu bilden, und die Leber bildet aus Glucose Glykogen (Glycogenese).Und noch mehr: Insulin dockt an die Rezeptoren an und schließt quasi wie ein Schlüssel, die Türen der Zellmembran auf. Doch manchmal knirschen die Schlösser (das Schloss) und alles, was der Mensch an Überproduktion zu sich nimmt, wird in den Fettzellen eingelagert. Das Insulin ist der Baumeister für die Fettzellen. Die Art von Deprogrammierung nennt man **Insulinresistenz**. Die Insulinresistenz hat ihren Heimatort im Darm. Nur über eine strikte Kontrolle der Kohlenhydrate und einem Probiotikum kann dieser unangenehme Stoffwechsel zum Anwachsen des Gewichtes verändert werden.

Der Insulinabfall, veranschaulicht durch den sinkenden Blutzucker (grüne Linie), sorgt in den langen essensfreien Zeiten dafür, dass Fettsäuren aus dem Fettgewebe ausströmen und in den Muskeln verbrannt werden. Bei vielen kleinen Mahlzeiten ohne ausreichend lange essensfreie Zeiten sinkt der Insulinspiegel im Blut dagegen nur selten so tief, dass das Fettgewebe von Insulin „entkorkt" wird und Fettsäuren daraus freigesetzt werden können.

Taktgeber innere Uhr
Alle Funktionen im menschlichen Körper werden von einer sogenannten „biologischen Uhr" im Gehirn gesteuert. Hormonproduktion, Verdauung, Stoffwechsel – alle Organe unterliegen ihrem Rhythmus und sind je nach Tageszeit mehr oder weniger aktiv. Sie feuern unsere Nervenzellen im Gehirn in bestimmten Rhythmen an, Magen- und Darmmuskeln arbeiten in Vier- bis Fünf-Stunden-Takt, die weiblichen Hormone unterliegen dem Rhythmus eines Mondmonats (ca. 28 Tage).

Dreh- und Angelpunkt im Ernährungsprogramm ist das Insulin. Dieses Hormon schüttet die Bauchspeicheldrüse nach jeder Mahlzeit mit reichlichen Kohlenhydraten aus, das sind z.B. Süßigkeiten, Marmeladenbrötchen, Obst und Fruchtsäfte oder Nudeln. Kohlenhydrate, die wir verzehren, erhöhen den Blutzuckerspiegel. Insulin sorgt dafür dass sich der Blutzuckerspiegel nach jeder Mahlzeit wieder auf ein normales Maß einpendelt.

Doch nicht nur Zucker im Blut sondern auch bestimmte Aminosäuren aus eiweißhaltigen Lebensmitteln haben eine insulinlockende Wirkung. Aus diesem Grund wird nach der Verzehr eines Mischkostgerichts, das Kohlenhydrate und Eiweiß enthält, noch mehr Insulin ausgeschüttet als nach einer reinen Kohlenhydratmahlzeit. Typische Mittagsmahlzeiten sind Mischkostgerichte.

Wichtiger Hinweis für die abendliche Mahlzeit: Wenn Sie mittags ausgiebig eine Mischkost zu sich genommen haben, können und sollten Sie **abends** – ohne Kohlenhydrate - köstlich schlemmen.

Um dem Körper dann mit der letzten Tagesmahlzeit am Abend auf die nächtliche Fettverbrennung einzustimmen, bereiten Sie ein Gericht mit reichlichem tierischem oder pflanzlichem Eiweiß zu. Fisch, Fleisch, Tofu , Eier und viel Gemüse oder Salat.

Brot, Nudeln, Kartoffeln und Reis, Obst und Süßigkeiten sind dagegen jetzt tabu, denn Kohlenhydrate blockieren durch die Insulinreaktion den Fettabbau und die Wirkung des Wachstumshormons. Nur mit Eiweiß pur am Abend soll man richtig Schlank im Schlaf werden.

„Ein Glas Wein oder zwei Gläser Bier ???? sind als Schlummertrunk aber gerne erlaubt."[7]

---

[7] Auszug aus Schlank im Schlaf – Dr.med.Detlef Pape et al

Was passiert, wenn zu viele Kohlenhydrate zur Verfügung stehen?

Na klar, erstens wächst das Hüftgold und dann die schönen Taillienringe; zweitens können daraus Stoffwechselerkrankungen resultieren.

Wie wir ja wissen, soll der Körper laut DEG seinen Energiebedarf in der heutigen Zeit zu 50 % aus Kohlenhydraten, zu 35 % aus Fetten und zu 15 % aus Proteinen decken. Ist doch wahnsinnig, oder??

Was passiert, wenn nicht genügend Kohlenhydrate zur Verfügung stehen?

Bei einem gesunden Menschen ist dieser Zustand überhaupt nicht theatralisch. Diabetiker hingegen bekommen einen instabilen Stoffwechsel mit eventuell dramatischen Folgen.

Sinkt der Blutzuckerspiegel bei einem Gesunden unter einen bestimmten Wert, wird das Hormon Glukagon ausgeschüttet. Dieses Wechselspiel – Insulin senkt und transportiert, Glukagon erhöht – findet mehrfach am Tag im Körper statt. Ein gesunder Stoffwechsel nimmt nur in den seltensten Fällen Notiz davon. Manchmal verspürt man nur einen „Hungerharken".

Bei Stoffwechselentgleisungen, wie zum Beispiel Diabetes, sind die Auswirkungen schon gravierend. Für Diabetiker ist diese Fibel nicht geeignet, denn er braucht eine spezielle für seinen Stoffwechsel ausgewogene Ernährung.

Glukagon hat besondere katabole Eigenschaften. Es entwickelt eine besondere Schutzfunktion im Zuckerspeicher, denn es greift bei einem Minderangebot die Fettzellen und nicht die Muskelzellen an. Dadurch werden einerseits aus dem Speicherzucker Glykogen (in Leber und Muskelgewebe, falls dort ein Überangebot an Speicherzucker besteht) Glukose freisetzt und ins Blut abgegeben. Dieser Mechanismen sichern einen relativ konstanten Glukosekonzentratspiegel im Blut.

Selbst Sportler/Leistungssportler/Hobbyläufer müssen sehr bewusst auf die zugeführten Kohlenhydrate achten, denn sonst bleibt die Leistungsfähigkeit auf der Strecke.

Ernährungswissenschaftler um Dr. Feil haben folgenden Kommentar zur Deutschen Gesellschaft für Ernährung:
„Leider findet man keine Begründung, warum wir so viele Kohlenhydrate zu uns nehmen sollen. Dabei haben Untersuchungen gezeigt, dass auch Vollkorn nicht gut für den Körper ist und langfristig krank machen kann. Auch darf man Obst und Gemüse nicht auf eine Stufe stellen. Denn während man im Gemüse viele Nährstoffe findet, enthält Obst eine zu große Menge Fruchtzucker, der zu einer Fettleber führen kann und die Harnsäure-Werte ansteigen lässt. Wir haben alle unsere Lebensmittelempfehlungen mit Studien belegt und sie im Praxiseinsatz getestet."

Eine Notfallsituation bei geringem Angebot von Kohlenhydraten entsteht nicht. In der Fastenzeit wird diese Situation mehrmals erlebt. Es treten nur kurzfristig leichte Befindlichkeitsstörungen wie zum Beispiel Konzentrationsstörungen, Kopfschmerzen und ein Spannungsgefühl in dem großen Glykogenspeicher Oberschenkel auf. Der Umwandlungsprozess nimmt 2 – 3 Tage in Anspruch.

In der Fastenzeit vergreift sich der innere Stoffwechsel zuerst an die Kohlenhydratspeicher. Das Gewicht sinkt rapide. (Wasser). In zweiter Linie kommen die unnützen oder nicht gebrauchten Eiweißspeicher an die Reihe. Erst in der dritten Phase, nach 5 Tagen, geht es an die Fettzellen. Die Fastenzeit beträgt aus diesem Grund auch mindestens 7 Tage und ist für Gesunde oder auch für Heilfastende absolut attraktiv.

Hinweis: Um 1 kg Fettgewicht zu verlieren, muss man mindestens 7 Tage lang 1000 Kalorien einsparen.

Der Körper geht in der Fastenzeit keine Defizite ein. Der Körper ist schlau. Er bildet aus den Fettreserven Ketonkörper, die ihm als Ersatz-Kohlenhydrate dienen. Diese kann auch das Gehirn perfekt benutzen, was es auch bewerkstelligt. Es kommt also nur zu leichten mentalen Einbußen. Flüchtige Kopfschmerzen entstehen, weil das Gehirn im Ruhezustand zwar einen täglichen Glukosebedarf von 100 bis 150g benötigt, die aber erst wiederum aus anderen Reserven (Fettzellen) gebildet werden.

Der Stoffwechsel ist schon sehr sensationell. Nach einer gewissen Zeit entwickelt sich im Gehirn ein Flow-Gefühl und es ist, als flöge man davon oder auch eine Form von Leichtigkeit des Seins tritt ein.

Viele Krankheiten sind alle samt auf erhöhten Konsum *der Kohlenhydrate* und den damit verbundenen Fettkonsum zurückzuführen. Leider werden zu viele Kohlenhydrate in Fette umgewandelt und in den Fettzellen eingelagert und die zugeführten Fettanteile - besonders nenne ich hier die gesättigten Fettsäuren – tun ein Übriges. Es heißt zwar immer häufiger, die normale Ernährung der heutigen Gesellschaft ist zu kohlenhydratlastig; doch geändert wird gar nichts.

Aussagen vieler manipulativen Diätvorschläge: „Wenn du dich an diesem Diätplan beteiligst bleibst du schlank, und du kannst nachher essen, was du möchtest." Ein Yo-Yo-Effekt ist vorprogrammiert.

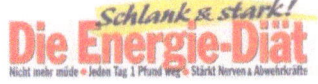

Ernährungspläne, Diätpläne ohne Hintergrundwissen bringen nichts. Nach einer Diät, nach dem Fasten, das wissen meine Fastenteilnehmer seit 20 Jahren sehr genau, heißt mein massiver Hinweis: „Wenn du deinen täglichen Ernährungsplan nicht umstellst, ist leider der sagenhafte Entschlackungs-

Erfolg verbunden mit einer faszinierten Ausstrahlung verpufft."

Darum ist es wichtig, gerade in der Abnehmzeit, für die kurzfristigen anberaumten Entschlackungstage, oder temporären Abnehmtage, oder auch für die Fastenzeit, gänzlich auf Kohlenhydrate zu verzichten, damit die Fettzellen entleert werden. Sollten wirklich in dieser Diät – falls Sie zu wenig bis keine Kohlenhydrate zu sich nehmen - Schwächegefühle auftreten, greifen Sie einfach schnell zu Kokosflocken, 1-2 Stückchen Zartbitter-Schokolade (80%), 5 Weintrauben, 2 – 3 Datteln, 1 Tl. Honig, oder auch zu einem Eiweißriegel, zu Eiern, zu 1 Scheibe Kochschinken, einigen Gurkenscheiben, oder trinken Gemüsebrühe etc.

Die Besonderheit - Fette werden in Kohlenhydrate (Glukose) umgewandelt

Fette

Fett ist nicht gleich Fett. Ganz ohne Fett kann der Mensch nicht leben, denn erstens können nur mit einer bestimmten Fettmenge die fettlöslichen Vitamine A, D, E und K aus dem Darm in den Blutkreislauf gelangen und zweitens braucht das Gehirn Fette. Das Gehirn besteht zu **70 %** aus Fetten. Somit braucht der Körper zum Leben Fette bzw. Fettsäuren, von denen er die meisten aber selber herstellen kann. Dr. David Petermann hat in seinem Buch „Dumm wie Brot" sensationelle Hinweise gegeben, was es bedeutet, wenn dem Körper aufgrund von Cholesterinsenkern (Statine), Fett entzogen wird.

Essentielle Fettsäure, kann der Körper nicht selber herstellen. Sie müssen über die Nahrung aufgenommen werden, d.h. von außen zu geführt werden. Die wichtigsten Vertreter der essentiellen Fettsäuren sind Omega 3-6 Fettsäuren. Die bekanntesten Quellen: Hering, Makrele, Thunfisch oder Lachs sowie Leinöl.

Es gibt die gesättigten, die ungesättigten und die mehrfach ungesättigten Fettsäuren. Welche Fettsäuren sind wohl die Besten? Na klar, angeblich die ungesättigten und die mehrfach ungesättigten Fettsäuren. Dieses Gerücht hält sich sehr lange. Obwohl die gesättigten Fettsäuren nicht unbedingt die Bösen sind. Wissenschaftliche Studien zeigen schon lange, dass gesättigte Fettsäuren harmlos sind.

Abnehmen trotz fettiger Ernährung: Keine Panik vor Fett[8]

Transfettsäuren gehören zwar zu den ungesättigten Fettsäuren, beinhalten aber **massive gesundheitliche Risiken**. Sie stammen aus der industriellen Fettverarbeitung und sind in Pommes, Chips, Chicken Wrings, Berliner Blätterteig, Fertigsuppen, Bratensoßen, Wurst, Pizzen etc. und sind selbst in Müsliriegeln oder Frühstücksflocken enthalten. In vielen Nahrungsmitteln also.

Fett ist nicht gleich Fett, das gilt auch für das Fettgewebe des menschlichen Körpers. Neben dem weißen Fettgewebe (75 %), das als Fettspeichergewebe, Polster und Isolierung dient, gibt es im Körper das braune Fettgewebe mit einem Anteil von 25 %. In diesem braunen Fett befinden sich die Mitochondrien. Sie setzen Akzente und kurbeln die Energiegewinnung an. Lange nahm man an, dass nur Neugeborene braunes Fettgewebe besitzen. Es dient speziell zur Wärmeerzeugung und schützt Säuglinge vor dem gefährlichen Auskühlen. Heute weiß man, dass die meisten, wenn auch nicht alle Erwachsene, braunes Fettgewebe besitzen und dieses Gewebe wichtige Funktionen hat.

Es dient vor allem der Thermoregulation und scheint für die gleichbleibende Körpertemperatur von 37° Celsius unerlässlich zu sein. Die Wärmeerzeugung durch das braune Fettgewebe wird durch Kältereize zusätzlich aktiviert. Bei

---

[8] Abnehmen trotz fettiger Ernährung: Keine Panik – Claudia Wolfgramm

Kälte werden die zahlreich vorhandenen Mitochondrien in den braunen Fetten stimuliert. Dadurch können sie eventuell einen besseren Wärmeschutz geben und zusätzlich eine bessere Stoffwechselaktivität bewirken. Das braune Fettgewebe befindet sich bei Erwachsenen in bestimmten Regionen des oberen Thorax. Es gibt Studien, die darauf hinweisen, dass braunes Fettgewebe aktive Energie verbrauchen kann, um ernährungsbedingtes Übergewicht zu bekämpfen und das Risiko für Diabetes und andere Krankheiten zu senken. Experimente mit Tieren legen nahe, das Übergewicht und bestimmte Krankheiten über die Aktivierung des braunen Fettgewebes bekämpft werden können. Die neuesten Forschungsergebnisse haben in Tierversuchen festgestellt, dass das Gehirn über Neurone und über den Sympathikus die weißen Fettzellen wiederum über das Rückenmark so aktivieren kann, dass die weißen in braune Fettzellen umgewandelt werden können. Diese Forschungsergebnisse können fast 1:1 auf den Menschen übertragen werden, nur im Augenblick fehlt das entsprechende Medikament. Nach Aussicht der Forscher ist es wohl in 10 Jahre auf dem Arzneimittelmarkt zu erhalten.

Wie kommt man an das „braune Fett heran?
Ob oder wie das braune Fettgewebe bei Menschen stimuliert und im Kampf gegen Übergewicht genutzt werden kann, ist noch weitgehend offen. Immerhin konnten verschiedene Studien inzwischen überzeugend darlegen, dass Erwachsene tatsächlich noch über braunes Fettgewebe verfügen, wenn auch jeder unterschiedlich viel davon besitzt und das **braune Fettgewebe leider mit dem Alter** abnimmt. Offen sind Fragen zur Aktivität, Regulation und Masse des braunen Fettgewebes beim erwachsenen Menschen. Daneben wird das Gewebe auf Möglichkeiten untersucht, wie es gezielt für eine Gewichtsreduktion zu nutzen sei, welche Wirkstoffe, wie die Kältestimulation wirkt oder auch besondere Diätformen.

Fatale Folgen hatten und haben, laut amerikanischen Wissenschaftlern, die Diäten, die ihr Augenmerk auf Fettreduzierung legen, und die der Meinung waren und heute auch noch sind, dass speziell die „Du darfst Produkte" oder die „Low fett-Produkte" die Fettezellen zum Gewichtsverlust antreiben; doch mit den „Low-fett-Produkten" werden kurioserweise gleichzeitig die weißen Fettzellen aktiviert.

Dieses Gerücht, weniger Fett, hält sich immer noch hartnäckig, doch leider steigen die Cholesterinwerte nach einer Diät und der Körper nimmt wieder schneller zu. YOYO-Effekt. Die Fettzellen saugen quasi die Glukose bzw. das Glykogen, das rasant aus dem Glukagon zu Glukose herbeigezaubert wird (der Vorgang heißt Glykolyse) aus dem Blut und füllen sich rapide.

„Low fat Produkte" oder „Du darfst Produkte" sind chemisch beladene Produkte. Es wird dem Käufer signalisiert, dass sie gesund sind. Wenn Sie die Produktzusammenstellung in einem Nahrungsmittel (Ingredienzien) nicht entschlüsseln können, sollten Sie die Finger davon lassen.

Ihre inneren Organe und das Verdauungssystem haben keine Ahnung, was sie mit den mysteriösen Nahrungsmitteln machen sollen, sodass sie es im Endeffekt als Fett abspeichern.

Im Übrigen haben amerikanische Wissenschaftler[9] bei einer Langzeitstudie mit 300 000 Probanden festgestellt, dass das Herz, das Gehirn und die Blutgefäße nicht unter dem tierischen Fett leiden. Es scheint ihnen buchstäblich „Wurst" zu sein und weder für die Herz-Kreislauf-Krankheiten noch für Schlaganfälle ein erhöhtes Risiko festzustellen ist.

Das Herz braucht also „saubere" verträgliche tierische und pflanzliche Fette und Bewegung.

Auch die plastischen Eingriffe, zur Regulierung des Fettdepots, haben Auswirkungen. Es werden leider nicht nur

---

[9] Internet: Wissen – „Supertreibstoff" fürs Gehirn

weiße Fettzellen entfernt, sondern auch braune Fettzellen mit einem hohen Anteil an Mitochondrien.

Aus diesen neuen Erkenntnissen - nicht weniger Fett sondern mehr Fett - entstand in diesem Diätentaumel die **ketogene Ernährung** oder der ketogene Stoffwechsel. (Aus meiner Erkenntnis ist es wichtig sich selber zu fragen: „mehr Fett", „weniger Kohlenhydrate"? oder...) Denn Menschen sind Individualisten, und nicht alle können Fette gut vertragen; auch wenn es vielleicht gute Fette, wie zum Beispiel die Butter ist.

Noch einmal zur „Erinnerung": Kohlenhydrate sind schnelle Energieträger. Die daraus resultierende Hauptenergiequelle ist die Glukose. Wenn nicht genügend Kohlenhydrate zur Verfügung stehen, sinkt der Blutzuckerspiegel und das Hormon Glukagon wird ausgeschüttet. Der Speicherzucker - Glykogen - setzt wiederum aus dem Speicherreservat - Muskel und Leber - Glukose frei. Andererseits können aus Aminosäuren neue Glukose synthetisiert werden. Es ist ein wunderbarer schneller und eingespielter Regel-Mechanismus, wenn auch von außen betrachtet, etwas kompliziert.

Fette brauchen schon einen etwas längeren Weg, um die Glukose – die schnelle Energie - zu aktivieren. Aber, der Körper ist clever. Er stellt seinen Stoffwechsel um, wenn weniger Kohlenhydrate zugefügt werden. Für drei bis vier Tage können leichte Befindlichkeitsstörungen auftreten, die für einige schon aus der Fastenzeit bekannt seien dürften. Der Körper stürzt sich immer auf die Fettreserven als Energiegeber zu und schont die Proteinreserven. Wie wir wissen, sind Proteine unsere Bausubstanzen - wie die Grundmauern eines Hauses - und wehe, wenn sie angegriffen werden.

Die Faustregel im neuen Abnehmprogramm lautet:

> Fette und Eiweiße haben einen Anspruch im täglichen Ernährungsprogramm, Kohlenhydrate dürfen dafür wenig auf dem Ernährungsplan stehen.

Bei einer kohlenhydratarmen Kost liefern vor allem Fette und Eiweiße in Form vom grünen Gemüse, Hülsenfrüchten, Käse, Eier, Fleisch, Fisch, Öle, Nüsse, Quark, Joghurt etc. die Energie.

Ganz wichtig: Nierenkranke müssen wegen erhöhter Eiweißzufuhr aufpassen!!!)

Achtung auch beim Obst gilt: Es gibt etliche Obstsorten, die sehr viele Kohlenhydrate haben wie beispielsweise Bananen. Besser sind da eher Beeren wie Himbeeren. Übrigens, die Heidelbeere ist die schmackhafteste Form von Weisheit, die man Essen kann.

Auch manche Gemüsesorten (Kartoffeln, Kürbis) und sogar Milch lassen den Blutzucker steigen. Brot, Reis, Getreideprodukte, Kartoffeln, und Nudeln sind mehr oder weniger im Abnehmzyklus tabu.

In der neuen ketogenen Ernährungspyramide sind nur täglich bis zu 20-50g Kohlenhydrate erlaubt oder optimal.

Der **ketogene Stoffwechsel** sieht im Gegensatz zum **katabolen** Stoffwechsel so aus:

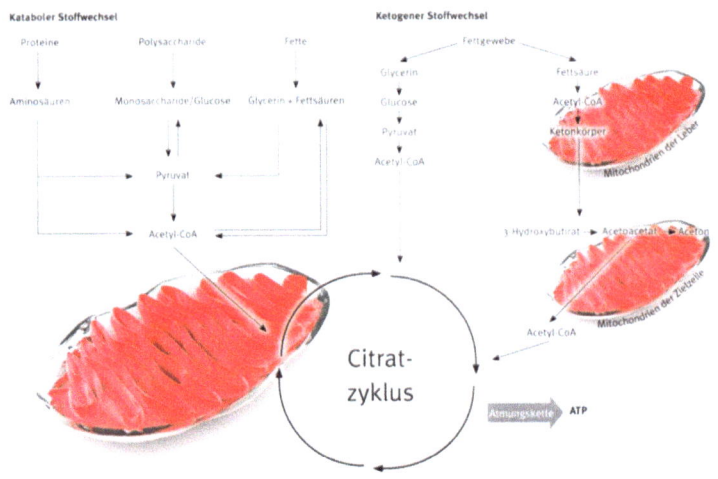

Auszug aus natur-heilkunde 1/2015

ATP entsteht in den Mitochondrien über mehrere Stoffwechselwege. Das Endprodukt ist bei allen Wegen das Acetyl-Co.A, das in den Citratzyklus geht.

Die Kohlenhydratzufuhr im linken Teil der Tabelle wird fast vollständig im Fettstoffwechsel (rechten Teil) ausgespart und trotzdem wird das ATP gebildet bzw. der Stoffwechsel läuft optimal.

Fette bestehen aus Glycerin und Fettsäuren. Glycerin kann zu Glukose, jedoch nur im geringen Umfang, umgewandelt werden. Fettsäuren hingegen nicht. Sie werden in den Mitochondrien der Leberzellen zu Acetyl-Co.A, dem bereits erwähnten Schlüsselenzym des Stoffwechsels, umgestaltet. Da diese Moleküle nicht über das Blut transportiert werden können, wird dazu ein Carrier oder eine neue Transportform benötigt. Der Körper besitzt eine pfiffige Intelligenz. Die Acetyl-Co.A Moleküle werden zu Ketonkörper und somit wichtige Botenträger im Stoffwechselsystem. Es gibt drei Arten von Ketonkörper. Zwei Ketonkörper sind im Verbrennungsmechanismus notwendig. Sie erreichen über das Blut die Zielzelle und werden dort wieder in Acetyl-Co.A umgewandelt, in den Citratzyklus eingebracht und in der Atmungskette zu ATP umgebildet.

Eine uns allen bekannte Form und verwendbare Ketonsäure ist das Aceton. Aceton wird über die Atemwege abgeatmet und kann hin und wieder recht säuerlich riechen. Bei dem säuerlichen Mundgeruch eines **Diabetikers** spricht man von **ACETON**-Entgleisung und diese Information des Körpers ist absolut behandlungsbedürftig.

Der Anstieg der Ketonkörper im Blut nennt sich Ketose. Wenn die Ketonkörperkonzentration im Blut stark ansteigt, werden diese auch vom Gewebe genutzt, die normalerweise keine Fettsäuren verstoffwechseln. Ketonkörpergewebe stehen für besonders effiziente Treibstoffe und sie verbrennen im Gegensatz zum Zucker (Kohlenhydrate) praktisch rückstandsfrei. Auch benötigt ihre Verwertung weniger

Sauerstoff, sodass sie selbst bei Sauerstoffmangel gute Dienste leisten. Außerdem sind sie in der Lage, die empfindlichen Hirnzellen vor allerlei schädlichen Einflüssen wie etwa Entzündungen und aggressiven freien Radikalen zu schützen, die wiederum Mitverursacher vieler neurodegenerativen Erkrankungen sind. Das Gehirn braucht jede Menge Ketone, da der Energieverbrauch 20% des Gesamtverbrauchs beträgt.

Andere Gewebe, wie der Herzmuskel und die Nierenrinde bevorzugen generell Ketonkörper.

Durch die Nutzung der Ketonkörper können die meisten gesunden Zellen des Körpers auf Kohlenhydrate weitgehend verzichten. Eine Ernährung, die kaum Glukose oder andere Kohlenhydrate, aber einen hohen Anteil an Fetten, Ölen und Proteinen aufweist, reicht aus, um den notwendigen Blutzuckerspiegel zu gewährleisten. Die meisten gesunden Zellen stellen sich hervorragend auf die Verwertung von Fettsäuren und Ketonkörper um.

Es ist also möglich, sich nahezu ohne Kohlenhydrate zu ernähren, wenn man Eiweiße und Fett in ausreichender Menge zu sich nimmt. Das Zauberwort für ein gezieltes Abnehmprogramm heißt **ketogene Ernährung.** Diese Ernährung basiert darauf, dass im Körper vermehrt Ketonkörper gebildet werden. Aceton stellt dabei eine Ketoverbindung dar.

Kohlenhydrate werden bei dieser Diät stark eingeschränkt und reduziert auf 50g pro Tag. Vor allen Dingen zu den Abendmahlzeiten ist ein Verzicht von Kohlenhydraten aktuell. Weil …?, durch den Verzicht von Kohlenhydraten sinkt nicht nur das Insulin und steigt der Glukagon Spiegel, das Wachstumshormon STH kommt mehr zum Tragen. STH ist ein anaboles (körperaufbauendes) Hormon, welches während der Diät dem Kaloriendefizit als gegengestellter Faktor positiv entgegenwirkt. Gleichzeitig ist die Zufuhr von guten Fetten und ausgeglichener Eiweißbilanz unentbehrlich. Wie lange diese Periode dauern darf, hängt vom Ausmaß der Fettreserven ab. Im Allgemeinen wird gesagt, dass bei strenger Einhaltung von kohlenhydratarmer Ernährung nach 3 Wochen ein Kohlenhydrat Ernährungstag eingelegt werden soll. Das Gewicht wird zwar aufgrund von Glukoseanstieg zulegen, weil in der Umwandlungsphase Glykogen gespeichert wird – 200g Glykogen bindet 800g Wasser –, aber die Kohlenhydratspeicher in den Muskeln und der Leber sind schnell wieder gesättigt und stehen zur schnellen Energieversorgung bereit.

Ein Prinzip der Leistungssportler. Er meidet ca. 7 Tage vor einem großen Wettkampf Kohlenhydrate, trainiert und trainiert, sodass sein Kohlenhydratspeicher fast leer ist, und ungefähr 1 – 2 Tage vorher nimmt er jede Menge Kohlenhydrate zur schnellen Energiegewinnung zu sich.

Was soll nun gegessen werden?

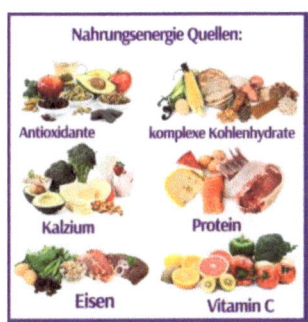

Je mehr gesättigte Fettsäuren wir essen, desto besser ist/könnte der Gesundheitszustand sein. Fettzufuhr sollte aus Butter und Ölen (Olivenöl, Avocadoöl, Leinöl, Hanföl, Walnussöl, Ghee, Kokosöl[10]) bestehen. Die Pflanzenöle enthalten Omega-3-Fettsäuren und fett-lösliche Vitamine, wie Vitamin D3.

MCT-Öl[11] ist ein ganz besonders wertvolles Öl und sehr gesundheitsfördernd. MCT-Fette sind aufgrund ihrer kürzeren Fettsäurekettenlänge im wässrigen Milieu relativ gut löslich und darum ohne Gallensäuren verstoffwechselbar. Ihre Struktur bedarf auch keiner Spaltung durch die

---

[10] Kokosöl ist der Superbrennstoff für das Gehirn.
[11] Von 2 Tl bis zu 6 Tl MCT-Öl pro Tag sind wertvoll.

Pankreaslipase (Enzym der Bauchspeicheldrüse). Sie werden, ohne Umgehung über das Lymphsystem direkt im Blut zur Leber transportiert, wo sie im Vergleich zu herkömmlichen Fetten bevorzugt oxidiert und, vermehrt **Ketonkörper** gebildet werden.^(Wikepedia)

Die Chilischote ist übrigens ein gesunder „Einheizer" im Stoffwechsel. Chili zeigt positive Ergebnisse in der Mitochondrientherapie und zum anderen heben die Chilischoten die Glückshormone im Körper. Sie unterstützen auch die Fettverbrennung fabelhaft.

Fette muss man nicht meiden, Fette sollte man begrüßen, wie gute Freunde.

Rapsöl und Sonnenblumenöl[12] stehen der Energiegewinnung in den Mitochondrien weniger gut zu Gesicht, denn laut Mitochondrien-Forschung können diese Öle gesundheitliche Probleme in der ATP-Gewinnung verursachen.

Fleisch und Fisch unparniert, Eier, Nüsse, Ölsamen, Leinsamen, grünes Gemüse, Tomaten[13] (Vorsicht Blutgruppe B), Obst, Karotten, Paprika und alle Salate. Bei Milchprodukten auf Milchzuckergehalt achten, Joghurt, Quark und Sauermilchprodukte sind unbedenklich, nur Laktoseintoleranz beachten. Selbst bei VEGANEN-Produkten ist der Zuckeranteil zu beachten. Bisweilen ist er doch sehr erhöht.

Führende Diätformen: Low carb genehmigt Kohlenhydrate, ketogene Ernährung reduziert mächtig.

Atkins Diät - Dr. Atkins ein Vorreiter der ketogenen Ernährung erkannte schon sehr frühzeitig die gemachten Diätfehler, die von Low-fett Theorien ausgingen, und machte die kohlenhydratarme Ernährung weltweit bekannt, zum Teil

---

[12] Auch hier sind die wissenschaftlichen Erkenntnisse sehr unterschiedlich. Die eine Forschungsgruppe befürwortet, die andere hat Bedenken.
[13] Herkunftsland der Tomaten ist Südamerika.???

mit mehr oder weniger gutem Erfolg. Die wissenschaftlichen „Neider" widersprachen vehement seiner Theorie.

Fettverbrennung durch Eistherapie?

Die erforschten Maßnahmen reichen von Nahrungsumstellung, über Wirkstoffe zur Stimulation des braunen Fettgewebes bis zur Transplantation von braunen Fettzellen. Andere Studien dagegen konnten bei Ratten und Mäusen keinen Effekt bei einer Ernährungsumstellung auf das braune Fettgewebe zeigen. Aber Kältereize, können jedoch zumindest bei Mäusen nachweislich dafür sorgen, dass weißes in braunes Fettgewebe umgewandelt wird. Zudem konnte eine US-Studie belegen, dass bei Ratten und Mäusen das braune Fettgewebe sehr effektiv im Kampf gegen Übergewicht und Insulinresistenz genutzt wird.

Schwedische Forscher zeigten im Jahr 2009, dass bei gesunden Erwachsenen eine Kältestimulation durch ein kaltes Fußbad zu einer besseren Glukose-Aufnahme aus dem Blut führt, vermittelt durch eine erhöhte Aktivität des braunen Fettgewebes. Eine aktuelle Studie konnte im Februar 2012 belegen, dass Aktivität und Energieverbrauch des braunen Fettgewebes bei Menschen, die der Kälte ausgesetzt werden, zunehmen.

Die neuen Ergebnisse steigern die Chancen, dass Kältereize eine Möglichkeit sind, eine Gewichtsreduktion effektiv zu unterstützen. Schließlich ist es eine bekannte Tatsache, dass man in der Kälte mehr Kalorien verbrennt, um die Körpertemperatur zu halten. Durchschnittlich verbraucht ein Mensch mindestens 2000 Kalorien am Tag. Der Grundumsatz, auch Ruheumsatz, beschreibt die Energiemenge, welche der menschliche Körper zur Aufrechterhaltung seiner Funktion täglich und im nüchternen Zustand ohne körperliche Anstrengung - also in völliger Ruhe - bei einer

Umgebungstemperatur von 20° Celsius benötigt. Bei der Frau beträgt der Grundumsatz 1500 Kalorien, bei einem Mann 1800 Kalorien. Er nimmt leider im Alter von 50 Jahren bei Frau/ Mann um 250 Kalorien ab. Probleme entstehen bei Frau auch mit den Wechseljahren. Ruckizucki existieren aus einem 1500 Kalorien Grundumsatz nur noch 1250 Kalorien oder sogar gelegentlich noch weniger. (Eine rücksichtslose Botschaft der Natur, die leider nicht zu ändern ist.)

Erhalten kann man den Grundumsatz nur mit Bewegung. Bleibt die Bewegung aus, muss die Nahrung umgestellt werden. Kann die Ernährung einfach so umgestellt werden??? Wer jahrelang seinen überwiegenden Bedarf aus Kohlenhydraten gedeckt hat, so denke ich, wird mit der Umstellung seine liebe Not haben.

Als sogenannte Eistherapie können „Cold Packs" dienen, die zur Kristallisierung des weißen Fettgewebes im Hauptbereich Bauch täglich für 30 Minuten aufgelegt werden. Also genau dort, wo Erwachsene über weißes Fettgewebe verfügen. Zudem können Abnehmwillige morgens einen halben Liter Eiswasser trinken, kalt duschen oder dreimal die Woche für einige Minuten in ein Eisbad tauchen.(Sauna) Dazu lässt man kaltes Wasser in die Badewanne laufen und gibt einige Eiswürfel dazu. Dies alles sind Maßnahmen, die jeder selbst zuhause einfach durchführen und mit der Diätstrategie seiner Wahl kombinieren kann. (Diese Empfehlungen kommen von höherer Stelle und sind nicht von mir.)

Auch wenn es noch keine wissenschaftlichen Belege zu ihrer Wirksamkeit gibt, sind sie daher einen Versuch wert. Dabei sollte man vorsichtig vorgehen. Eine Steigerung in kleinen Schritten ist ratsam, denn nicht jeder Kreislauf verträgt ein Eisbad und nicht jeder Bauch Eiswasser auf leeren Magen! Im Zweifelsfall oder bei Herzkreislaufleiden bespricht man geplante Kältemaßnahmen vorher mit dem behandelnden Heilpraktiker oder Arzt.

Neueste Erkenntnisse zur Eistherapie.
Zufällig habe ich in einem Bericht im Fernsehen gehört, das Sportler nach einem anstrengenden Wettkampf in eine Kältekammer[14] gehen, um schneller zu regenerieren.

Zuviel eiweißhaltige Lebensmittel – gibt es das?
Wer sich ausgewogen mit normalen Lebensmitteln ernährt, wird niemals zu viel Eiweiß als nötig in seinem Körper aufnehmen. Wenn dies nämlich zu geschehen droht, wird der Körper mit diesem Zuviel fertig, indem er es einfach wieder verbrennt. Ausnahme gibt es, wie oben schon angegeben bei erkrankten Nieren.

Eiweiß sättigt und ist ein essentieller Nährstoff, welcher unter anderem zum Aufbau von Muskeln notwendig ist.

Neuere Untersuchungen haben gezeigt, dass selbst eine extrem cholesterinhaltige Ernährung durch Ei, Fleisch oder Fisch nicht toxisch wirkt, sondern den Sättigungseffekt von Eiweiß verstärkt. Wem bedenken kommen, hinsichtlich des zu vielen tierischen Eiweißes, sollte über pflanzliche Kost seinen Eiweißbedarf decken.

Viel Eiweiß enthalten vor allem, Fisch, Käse, Tofu, Linsen, Nüsse sowie verschiedene Bohnenarten. Für eine eiweißreiche Ernährung sind vor allem diese Nahrungsmittel empfehlenswert.

Selbst ein Eiweiß-Shake aus der eigenen Herstellung ist ökonomisch und bekömmlicher, als das fertige Eiweiß-Shake-Pulver. (In etwa 150g Quark werden 80g Joghurt - einige Beeren – 1 Tl. Leinöl – etwas Mineralwasser gegeben, schütteln oder umrühren.)

Für das Abnehmen ist die Aufnahme von ausreichendem Eiweiß notwendig, sodass **keine** Muskeln abgebaut werden. Vor allen Dingen Muskeln, die lange nicht mehr aktiviert worden sind. Der Herzmuskel wird niemals angegriffen. Für

---

[14] Bei diesem Bericht handelte es sich um Golfer. Aber ... wer weiß???

den langfristigen Abnehmerfolg sollte sogar Muskelmasse aufgebaut werden. Eine eiweißreiche Ernährung kann daher sinnvoll sein.

Eiweiß ist ein idealer Fat-burner. Um Nahrungseiweiß in Fett bzw. Energie umzuwandeln, braucht der Körper Energie in Form von (ATP).

Beachtenswert - Die Deutschen Gesellschaft für Ernährung empfiehlt etwa 0,8 Gramm Eiweiß pro Kilogramm Körpergewicht für Nicht-Sportler. Bei Jugendlichen wird mit 0,9 Gramm Eiweiß pro Kilogramm Körpergewicht ebenso wie bei schwangeren und stillenden Frauen mit 1,0 Gramm Eiweiß pro Kilogramm Körpergewicht etwas mehr empfohlen.

Eine deutlich erhöhte Eiweißaufnahme – etwa aufgrund einer bestimmten Diät oder zum Muskelaufbau – sollte mit einem Heilpraktiker oder Arzt besprochen werden. Zu viel Eiweiß kann eine vorgeschädigte Niere belasten, daher sollte die Funktionsfähigkeit der Niere vorab und regelmäßig während der Ernährungsumstellung getestet werden, um Nierenschäden zu vermeiden.

Bei regelmäßiger sportlicher Betätigung steigt der Eiweißbedarf – je nach Intensität und Regelmäßigkeit gehen die Empfehlungen auch bis zur dreifachen Eiweißmenge. Da solche Eiweißmengen nur schwer aus natürlicher Nahrung gedeckt werden können, nehmen Sportler häufig besondere Eiweißpräparate zu sich.

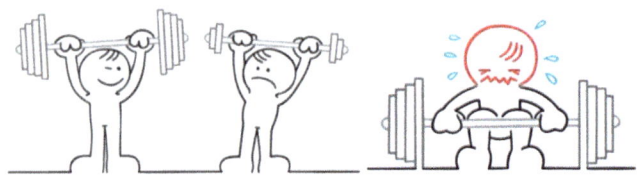

Mikronährstoffe
Es gibt insgesamt 91 Vitalstoffe, von denen 47 lebensnotwendig sind. Diese müssen über die Ernährung zugeführt werden, da der Körper sie nicht selbst produzieren kann. Bei diesen Mikronährstoffen handelt es sich 13 Vitamine, 6 Mineralien, 14 Spurenelement sowie 2 Fett- und 12 Aminosäuren. Sie gehören zum Metabolismus und erheben einen Anspruch für viele bedeutsame Prozesse im Organismus. Mikronährstoffe sind keine Energieträger, sind aber zur Aufrechthaltung der Homöostase notwendig.

Homöostase ist die Tendenz eines Organismus oder Systems, einen ausgeglichenen und konstanten inneren Zustand aufrechtzuerhalten.

Beim Menschen ist damit die Regulation aller Bereiche der Körperchemie gemeint, wie z. B. die Regulierung des Blutzuckerspiegels. Homöostase ist ein für alle Lebewesen geltendes Prinzip, um ein Gleichgewicht in den veränderten Lebensbedingungen zu erhalten bzw. wiederherzustellen. Das gilt auch im übertragenen Sinne für den Organismus, psychische Spannungen selbsttätig bzw. selbstregulierend auszugleichen.

Normalerweise werden Mikronährstoffe dem menschlichen Körper bei ausgewogener Ernährung ausreichend zugeführt, da sie in natürlichen Nahrungsmitteln in großen Mengen enthalten sind.

Mikronährstoffe wie Vitamine, Mineralien und Spurenelemente erledigen in unserem Körper rund um die Uhr unzählige lebenswichtige Aufgaben. Eine ganz besonders wichtige Aufgabe ist die Reparatur und Instandhaltung der DNA, die eine gesunde Zellneubildung gewährleistet. Die Mitochondrien DNA kann leider nicht repariert werden, wohl aber die übriggebliebenen Mitochondrien gestärkt werden.

Dass Vitamine sehr wichtig sind, weiß der Volksmund wohl in erster Linie aus der Werbung. Überall wirbt die Industrie mit dem Vitamingehalt, mal mehr und mal weniger differenziert. Fest steht auch, dass wir die Vitamine sehr genau unterscheiden können und dass es nicht ausreicht, einfach nur *viele* Vitamine zu sich zu nehmen, sondern auch die richtigen. Genauso sieht das bei den Mineralstoffen aus. Eine Differenzierung ist unbedingt notwendig.

Vitamine: Von den 13 derzeit als essentiell geltenden Vitaminen kann der menschliche Organismus nur zwei auf Umwegen synthetisieren: Es ist das Vitamin B_3 und Vitamin D (das eigentlich ein Hormon ist). Weiter unterscheidet man die fettlöslichen Vitamine (A, D, E, K) und die wasserlöslichen Vitamine. Es sind recht komplexe organische Verbindungen, die nur von lebenden Organismen (Pflanzen, Bakterien, Tiere) gebildet werden. Der Depotspeicher von Vitamin B 12 reduziert sich im Alter. Viele ältere Menschen und auch junge, sollten regelmäßig mal eine Vitamin B 12 Kur anstreben.

Mineralstoffe: Magnesium, Calcium, Kalium sind drei Beispiele für Mineralstoffen. Kalium - ein absolut wichtiger Mineralstoff zur Erhaltung des osmotischen Drucks in der Zelle. Er kann gut aus Trockenfrüchten reguliert werden. (3 getrocknete Aprikosen regulieren den Kaliumstoffwechsel)
Mineralstoffe funktionieren im Körper als Bau- und Regelstoffe, einige Quellen geben 16 Elemente als lebensnotwendig für den Menschen an.

Spurenelemente: Der Begriff Spurenelement beschreibt eine Konzentration und keine Zusammensetzung. Spurenelemente sind lediglich bestimmte Mineralstoffe. Bedeutende Spurenelemente und uneingeschränkt wichtig sind: Eisen, Mangan, Selen, Vanadium, Bor, Fluor Zink, Molybdän.

Botenstoffe für das Betriebssystem:

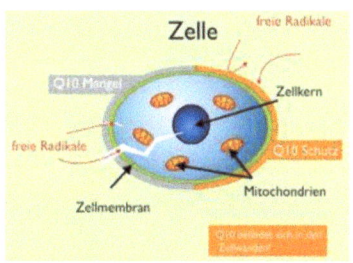

Carotinoide, Brokkoli, Glutathion, Flavonoide, Green tea, Curcuma, Cayennepfeffer, Resveratol und Q 1o sind bekannte Vertreter dieser Gruppe, sie wirken als Antioxidantien sind absolut wichtig für die Aufrechterhaltung der Mitochondrien in ihrer Arbeitsphase. In einem gesunden Körper stellt der Körper körpereigene Antioxidantien her. Treten Krankheiten, Befindlichkeitsstörungen oder auch Störungen im Betriebssystem der Mitochondrien auf, entstehen zerstörerische Qualitäten aus den freien Radikalen in der Zelle. Das Betriebssystem schreit nach Hilfe und braucht Verstärkung zum Einzingeln der zügellosen freien Radikalen. In dieser Phase wirken zusätzliche Botenstoffe wie Vitamin C, Q 10 (Ubichinol), Vitamin B, Glutathion, Melatonin, Methionin, um nur einige zu nennen, wahre Wunder.

Was machen Mikronährstoffe?
Da die moderne Wissenschaft noch nicht alle Details des menschlichen Körpers und seiner Wechselwirkung mit Nährstoffen untersucht hat, ist davon auszugehen, dass diese Liste weiter wachsen wird und die Mikronährstoffe einen immer höheren Stellenwert bekommen.

Was passiert bei einem Mangel?
Der Körper kann nur wenige Mikronährstoffe in nennenswertem Maße speichern (darunter die fettlöslichen Vitamine A, D und E). Bekannte Depots sind zum Beispiel Bindegewebe, Haut, Knochen, Leber und Muskulatur. Wasserlösliche Vitamine speichert er kaum, sie müssen regelmäßig zugeführt werden.

Zeichen eines Mikronährstoff-Mangels können immer wiederkehrende Erkältungskrankheiten, Leistungsminderung und Konzentrationsschwäche sein. Herz-Kreislauf-Erkrankungen und Krebserkrankungen können Folge einer langjährigen, wenn auch nur minimalen Unterversorgung sein. Bekannter Mikronährstoffmangel zeigt sich bei einem Wadenkrampf. Dies ist vereinzelt eine Unterversorgung von Magnesium. Magnesium ist das Salz der Belastbarkeit. Bei Mangel reagiert der Körper sauer, ist erschöpft und nervös. Zudem macht Magnesiummangel dick. Denn das Mineral regelt die Sauerstoffversorge der Zellen und damit die Fettverbrennung.

Jedoch dürfen wir auf keinen Fall, wie erst seit kurzem öffentlich bekannt ist, die Arbeit in den Mitochondrien vergessen. Sie schwingen den Taktstock über Leben – Krankheit – und Tod. Noch einmal, erst wenn 40 % der Mitochondrien defizitär sind, treten Erkrankungen von bis auf. Mitochondrien können nicht repariert werden. Sie sterben ab und andere „Familienmitglieder" übernehmen mehr oder weniger gut die Arbeit d.h., sie brauchen einen guten Nährstoffbedarf, um die freien Radikalen zu bändigen.

Die Darmbakterien – Firmicutes[15]

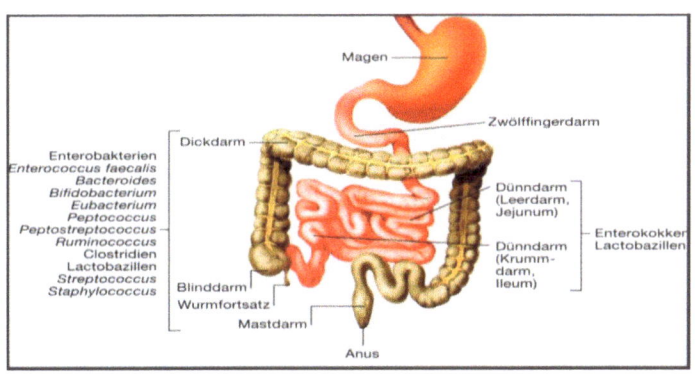

Ein besonderes Phänomen hat zusätzlich mit der „Firmicutes" (lat. Firmus „stark", cutis „Haut") zutun. Im Darm sind häufig die guten „Futterverwerter" in der Überzahl. Es gibt eine Floraverschiebung zugunsten der Bacteroidetes und Bifidobakterien zu Firmicutes. Diese Verschiebung geschieht mehrfach durch Stress und hormonelle Fehlsteuerung (Progesteron und Cortisol). Gerade vor und in den Wechseljahren macht sich bei Frau die Fehlsteuerung der Hormone bemerkbar. Selbst das nicht mehr benötigte Östrogen lagert sich gerne in der Mitte des Körpers, in den Fettzellen an.

Während manche Menschen scheinbar essen können, was sie wollen, ohne zuzunehmen, reichen bei anderen schon kleinste Mengen von Nahrung aus und die Wage schlägt in die Höhe. Es gibt auch den schönen Spruch: „Allein schon der Anblick des Essens, lässt meine Pfunde wachsen."

Inzwischen konnte gezeigt werden, dass die zahlreichen Mitbewohner in unserem Darm sichtbar eine Rolle bei der Entstehung unseres Körpergewichtes spielen. Die Gene der Mikroorganismen übernehmen dabei die Aufgaben, die im Genom des Menschen nicht verankert sind.

---

[15] Bekannt durch kanadische Forschungsergebnisse aus dem Jahr 2008

Schon Hildegard v. Bingen beschrieb die Gewichtsreduzierung beim Gebrauch von Probiotika. Sie reicherte Essig mit Heilkräutern an und gab diesem Saft den Namen Heilkräuter-Rotweinessig. Er soll die Darmflora harmonisieren und wirkt hemmend auf die Firmicutes-Bakterien, die Ballaststoffe zu Zucker und Fett umbauen. Dieser natürliche Essig sollte vor den Mahlzeiten unverdünnt oder mit einem Glas Wasser schluckweise eingenommen werden.

Die Insulin-Resistenz, so glauben die Wissenschaftler, könnte eine Folge der Firmicutes sein.

Therapeutisch gezielte antagonistische Probiotikagaben (Bactiflor, Bactiflor 10/20, Mikrobiotika Super 5, ProBioCult, Dr. Wolz-Darmflora plus und Omega-3-Fettsäuren) können eine sinnvolle Ergänzung in der Abnehmphase darstellen.

Ghrelin, ein Botenstoff, der über Hunger und Sattsein entscheidet. Das Ghrelin wird im Magen freigesetzt und stimuliert den Appetit. Leider wird es vermehrt unter Schlafmangel gebildet und drosselt gleichzeitig im Körper die Bildung von **Leptin**, das uns satt macht.

Angeblich soll der Geheimtipp - ein großes Glas Wasser trinken - die Ghrelinproduktion kurzfristig zum Erliegen bringen.

Leptin, auch ein Botenstoff der besonderen Sorte. Er ist für die Sättigung zuständig und wird vor allem in den prall gefüllten Fettzellen gebildet. Leptine verbrennen Fette. Seine besondere Eigenschaft ist, dass er in Verbindung mit dem *Hypothalamus* steht und dort die Produktion von *Neuropetid Y* hemmt. Schwirrt zu viel **Leptin** in den Blutbahnen herum, so spricht man inzwischen von einer **Leptinresistenz**. Die Leptinresistenz bewirkt unter anderem auch die Verklumpung der Fettzellen. Das bedeutet, es kann nicht mehr wirken. Es stellt sich weder Hunger noch Sattsein

ein und der Betreffende weiß nicht mehr, ob er essen soll oder nicht. (Manche verhungern am vollen Tisch.)

„Ist die Hormonbalance aus dem Ruder gelaufen, dann ist es so, als ob **Leptin** im Gehirn an die Tür klopft, aber die Person drinnen taub ist", erklären amerikanische Hormonforscher.

Der *Hypothalamus* nimmt bei intakter Reaktion das Leptin auf und sendet das Signal "Ich bin satt".

Dieses Zusammenspiel von *Leptin* und *Hypothalamus* nimmt eine wichtige Rolle bei der Regulierung des Fettstoffwechsels ein.

Leptin ist das Yang, Ghrelin das Yin. Ghrelin wird vom leeren Magen produziert und macht uns Appetit – es signalisiert dem Gehirn, dass wir etwas zu essen brauchen. Wenn die Harmonie zwischen Leptin und Ghrelin gestört wird, bricht unweigerlich ein Ringen zwischen Appetit und Sattsein aus.

Es braucht schon etwas Geduld, um diesen physiologischen Prozess wieder ganz normal in Gang zu bringen. Neue Versuche haben angeblich auch ergeben, das **Adiponectin** als Gegenspieler des Leptin, durch *Omega 3-Fettsäure* aus Seefischen, besonders stärkend und unterstützend wirken soll.

Adiponectin, (gibt es leider noch nicht homöopathisch) ist ein weiterer Botenstoff und wird vor allem im Bauchfett gebildet. Das Hormon hilft uns sogar beim Schlankbleiben, indem es den Stoffwechsel dazu verdonnert, Fett zu verbrennen. Aber: Je dicker das Bauchfett ist, und je tiefer es liegt, desto weniger wird das „Schlankheitshormon" hergestellt. Adipokine - von den Fettzellen ausgeschüttet - können auch zu chronischen Entzündungsreaktionen in Leber und Fettgewebe führen.

Cortisol wird in der Nebennierenrinde gebildet und dessen Spiegel steigt im Rahmen von Stressreaktion im Körper an.

Es ist ein Stresshormon und trägt zum Wachsen des Bauches bei und sorgt für die Anlage von Speck in der Taille.

Cortisol: Wenn Ihr Körper zum Eiweißräuber wird.

„Durch Stressvermeidung halten Sie den zweiten Jugend-Räuber Ihres Körpers in Schach: das Cortisol. Cortisol ist das Haupt-Stresshormon, das ansteigt, wenn Sie dauerhaft unter Stress stehen. Ab 100 µg/ml Cortisol im Blut hört Stress auf, gesund zu sein. Oft werden aber Werte, die zwischen 180 und 200 ng/ml liegen, gemessen. Richtig gefährlich wird es dann bei Cortisolwerten von 250 µg/ml Blut. Derartig erhöhte Cortisol-Werte sind „ausnahmsweise" kurzfristig nicht gesundheitsschädlich. Ist Ihr Stresspegel aber auf Dauer so hoch, laufen Sie in die katabole Falle. Katabol bedeutet, dass Ihr Körper Eiweiß abbaut. Ist Ihr Körper erst einmal katabol geworden, vergreift er sich an den Eiweißvorräten der Muskeln und dann am Immunsystem. Die Folge: Ihr Immunsystem wird immer schwächer." Dr. Strunz

Tipp von Dr. Strunz und Dr. Spitzbart.
Die beiden Experten meinen, mit sportlicher Betätigung wie zum Beispiel Laufen – Walken – Schwimmen, etc. – laufen Sie, laufen wir dem erhöhten I*nsulin* und *Cortisol* davon.

Serotonin – Serotoninmangel macht Heißhunger, weil ein Mangel an Serotonin im Gehirn das Auftreten von Heißhungeranfällen begünstigt.

Serotonin ist ein Entspannungshormon und kann im Körper selbst hergestellt werden. Neben den acht essenziellen(wichtigen) Aminosäuren hat die Aminosäure *Tryptophan* große Bedeutung. Täglich ist eine Zuführung wichtig. Denn, Tryptophan passiert die Bluthirnschranke nur in Verbindung mit Zucker (Weintraube, Datteln, Schokolade, Banane etc.) und dann ist Tryptophan in der Lage, *Serotonin – das Entspannungshormon –* zu aktivieren und Serotonin wird ausgeschüttet.

Nahrungsmittel, welche das *Serotonin* fördern sind: Bananen, dunkle Schokolade, Hüttenkäse, Amaranth, Hirse, Fisch, Quark, Fisch, also tierische und pflanzliche Eiweiße.

Aber auch Sonnenlicht und Trampolinspringen hebt den Serotoninspiegel.

Aber noch einmal: *Serotonin* ist es auf den Botenstoff *Tryptophan*[16] angewiesen.

Somatotropin (StH) ist ein Hormon, welches im Schlaf genutzt wird. Es ist ein Wachstumshormon und ein Gegenspieler vom *Insulin*. Es wirkt vor allem aufbauend an Muskel, Leber und Knochen und führt an ihnen zu einer vermehrten Aufnahme der kleinsten Eiweißbausteine (Aminosäuren). Gleichzeitig stimuliert es die Fettzellen zur Entleerung. In vielen Informationsbüchern zum Abnehmen und zur Stimulierung von Somatotropin stehen Rezepte für die kleinen Eiweiß-Betthupferl. Dadurch wird das *Insulin* ausgeschaltet und der Stoffwechsel vollbringt in der Nacht Höchstleistungen.

HCG - Humanes Choriongonadotropin. Gibt es auch als Kügelchen/Globuline.

Diese Diät existiert seit 60 Jahren und ist mal wieder in aller Munde.

„Hollywoods Promis machen es vor: Jeder muss perfekt aussehen. Kein Gramm zu viel auf den Hüften. Und viele Frauen versuchen, ihren gertenschlanken Idolen nachzueifern. Ein gefährlicher Trend, der das unseriöse Geschäft mit angeblichen Superdiäten unterstützt. Eine Abnehmmethode mancher Superstars ist laut Medienberichten die HCG-Diät. HCG steht für humanes Choriongonadotropin. Das ist ein Hormon, welches die Plazenta während der Schwangerschaft produziert, um deren Fortbestehen zu unterstützen. Gewichtsverluste entstehen

---

[16] Vorkommen von Tryptophan: Haferflocken, Walnüsse, Lachs, Hühnerbrust, Ei, Hülsenfrüchte, um nur einige zu nennen.

aber nur mit HCG durch drastische Kalorienreduktion"
Internetauszug zu HCG

„HCG Diät: Abnehmen durch Hormone

Das Prinzip der HCG-Diät ist einfach und ähnelt auf dem ersten Blick vielen herkömmlichen Diäten. Neben einer extremen Kalorienreduktion stehen fettarme Ernährung, (obwohl in den aktuellen Diäten Fette empfohlen werden) viel Trinken und natürlich Sport im Vordergrund. Damit hört sich die HCG-Diät genauso mühsam an wie andere Diäten auch." (Internetauszug)

Homöopathische Medikamente, die eventuell das Hungergefühl bremsen und das Abnehmprogramm sinnvoll unterstützen können, sind:

Ghrelin C 30	Natura C 30
Sync – Spagyrisches Medikament	Leptin C 30
Somatotropin C 30,	Gomeda (HCG) C 30,
Serotonin C 30,	Hypothalamus C 30
Helianthus tuberosus C 30,	Larus argentatus Q 6,
Syzygium jambolanum C 30,	Fucus vesiculosus C 30,
Sabadilla C 12,	Gratiola C 30.

Wie oft und wie viele Tropfen oder Globuline eingenommen werden können, können Sie über die beschriebene kinesiologische Testung im Anhang erfahren oder aber auch mich anrufen.

Wir trinken viel – und doch zu wenig![17]

Oder trinken wir nicht das Richtige?

Dehydrierung – was ist eine Dehydrierung?
Dehydrierung bedeutet Austrocknung und macht auf Dauer krank.

Selbst geringe Dehydrierung verlangsamt den Stoffwechsel schon um 3 Prozent. Wassermangel kann der Auslöser Nummer Eins für Tagesmüdigkeit sein. Schon 2 Prozent Flüssigkeitsverlust des Körpers können ein gestörtes Kurzzeitgedächtnis, Schwierigkeiten bei Grundrechenarten und Probleme bei der Fokussierung eines Bildschirms oder einer gedruckten Seite auslösen. Aber auch Rücken- und Gelenksbeschwerden zählen zu der Dehydrierung.

Wer klares Wasser trinkt und auf Ballaststoffe schwört, bekommt Flüssigkeit in den Darm höchstens über den Blutkreislauf. Und das ist viel zu wenig. Trinken heißt hier die Devise. Nur bei vielen älteren Patienten (aber auch jüngere sind davon betroffen) geht

1. das natürliche Durstgefühl verloren und
2. der Mensch entwickelt eine Abneigung gegen das Trinken.
3. Es entstehen Gewohnheiten, ungeeignete Getränke zuzuführen.
4. Insbesondere wird die Ausscheidung oft als lästig empfunden, so dass ganz absichtlich gegengesteuert wird und bewusst weniger getrunken wird.

Das Fatale daran ist, dass Mensch sich vermeintlich wohl fühlt.

---

[17] Dieses Referat habe ich vor Jahren von einem sehr kompetenten Ernährungswissenschaftler bekommen. Ich gebe in hier unkommentiert wieder. Doch seit dieser Zeit trinke ich nicht mehr nur stilles Wasser sonder auch kohlensäurehaltiges Wasser.

Geeignete Getränke

Wie ist die Wirkung der Getränke auf den Flüssigkeitshaushalt?

„Eine normale Flüssigkeitsaufnahme zwischen einem halben Liter und drei Liter Wasser!" heißt es in einem medizinischen Lehrbuch.

Damit ist wenig anzufangen. Als Faustregel kann aber gelten, dass eine zusätzliche Flüssigkeitsaufnahme von eineinhalb bis zwei Liter täglich die Gefahr einer Dehydrierung ausschließt und geeignet ist, alle Funktionen, einschließlich der notwendigen Ausspülung von Schadstoffen durch die Ausscheidung sicherzustellen.

Nur: Eine Menge von eineinhalb bis zwei Liter reines Leitungs-Wasser kann den Menschen auch krank machen.

Mit dieser Menge von reinem Wasser kann zunächst der ph-Wert ruiniert werden und damit auch der Säurehaushalt des Magens. Auch andere Gründe sprechen dagegen. Und da sind wir mitten in dem Problem, in welchem die Wissenschaft praktisch nicht weiß, wie der Körper wirklich mit der Flüssigkeit umgeht.

Reines Wasser geht sofort in den Blutkreislauf, wird dort schnell umgewälzt und dann über den Harn oder den Schweiß ausgeschieden. In einer knappen halben Stunde ist alles vorbei und der Darm hat nichts abbekommen, der Blutkreislauf ist wieder im Urzustand.

Fügen wir dem Wasser andere Stoffe zu, wie zum Beispiel ½ bis 1 Tl Kaiser-Natron, kommt es zu einem anderen Verhalten. Bereits Quellwasser mit mineralischen Schwebstoffen verbleibt ungefähr die doppelte Zeit im Körper und mit den Schwebstoffen werden auch Flüssigkeitsbestandteile ausgesondert und über den Darm abgeführt. Ist dann noch der ph-Wert herabgesetzt, haben wir ein einigermaßen verträgliches Getränk. Ein Effekt, der beim Stillen Mineralwasser *in etwa* vorhanden ist, sieht man von den Schwebstoffen ab. Und daher hat selbst das stille Mineralwasser im Prinzip geringe Chancen für den Flüssigkeitsbedarf des Darms.

Und damit kommen ich zum ersten Reizthema Kohlensäure. Und ich höre die Proteste: Kohlensäure ist ungesund! Warum eigentlich?

Kohlensäure geht nur zu einem sehr geringen Teil in den Blutkreislauf. Durch die Erwärmung kommt es zu einer Volumenvergrößerung und das bedeutet, dass ein kleineres Volumen an Flüssigkeit gebraucht wird, um den Kreislauf zu stabilisieren. Kohlensäure schmeichelt auch dem ph-Wert des Magens. Und, durch die größere Oberflächenstruktur des kohlensäurehaltigen Getränkes ist auch der Kälteschock bei einem eiskalten Getränk, nicht so groß. Die besten Ergebnisse für den Kreislauf werden erreicht, wenn das Getränk normal kalt getrunken wird, und somit wird der Ausdehnungseffekt bei der Erwärmung optimal vergrößert.

Der Hauptteil der Kohlensäure und damit ein Teil der Flüssigkeit wird in den Darm abgeleitet, soweit überflüssige Kohlensäure nicht durch einen „Rülpser" zurückgewiesen wird. Das Ableiten der Kohlensäure über den Darm ist medizinisch äußerst positiv, gesellschaftlich führt es allerdings zu den verpönten Blähungen.

Doch gibt es auch Menschen, die größere Mengen von kohlensäurehaltigem Mineralwasser nicht vertragen können. Wie auch hier, kommt es auf die Höhe des Kohlensäure-Anteils an, die Zusammensetzung des Wassers und von welcher Quelle das Wasser kommt. Mineralwasser gibt es ja zurzeit in Unmengen und hier ist es auch wichtig auf den Körper zu hören. Welches Wasser schmeckt mir? Ist es angenehm zu trinken? Wie verhält sich der Darm? Gibt es viele Darm(Gärungs)probleme oder geht der Darm mit dem Wasser eine Symbiose ein?

Je schwieriger spaltbar ein Getränk, desto ungeeigneter ist es für eine Dehydrierungs-Therapie bzw. dieser entgegenzutreten. Entweder sieht der Körper keine Gefahr und leitet die Flüssigkeit einschließlich der unspaltbaren Inhaltsstoffe in den Blutkreislauf, oder es schrillen die Alarmglocken und das Getränk wird in den Darm geleitet. Letzteres passiert häufig mit Fruchtsäften und Obst, so dass es hier nicht zu einer Stützung des Blutkreislaufs kommt, sondern allenfalls zu einer Verdünnung des Stuhlgangs.

Kaffee und Tee beinhalten Inhaltsstoffe, die den Blutkreislauf schwächen oder auch stützen können. Hier sollte jeder im Einzelfall prüfen, mit welchen Inhaltsstoffen der Blutkreislauf aufgefüllt wird. Im Extremfall, mehrere Tassen Kaffee oder Unmengen von Tee getrunken, decken nicht die Stabilität des Kreislaufes. Ein Glas Mineralwasser oder Wasser zum Kaffee oder Tee haben durchaus logische Überlegungen

Merkwürdig aber vielleicht doch zutreffend. Tatsächlich gibt es bei Wein und Bier keine Abneigungssperre; der ph-Wert des Magens wird nicht wesentlich beeinflusst, die Magensäureproduktion nicht gestört. Der Körper teilt die Flüssigkeit schön fein in Darm- und Blutkreislaufversorgung auf, lässt genügend übrig für die Zellversorgung und die Ausscheidungsfunktion. Das Ausscheiden von Schadstoffen wird fabelhaft unterstützt. Insofern sollte ein mit Mineralwasser verdünnter Wein oder aber auch Bier(unter Umständen alkoholfrei) zu jeder Dehydrierungs-Therapie gehören. (Ausnahme Suchtgefahr)

Ein kohlensäurehaltiges Getränk sollte auch immer schnell ausgetrunken werden, da es auch hier (Obstsäfte etc.) innerhalb weniger Stunden zu einem gefährlichen Bakterienverfall kommen kann.

Woran erkennt der Mensch eine Dehydrierung?
Eine Dehydrierung liegt dann vor, wenn die Ziele des menschlichen Flüssigkeitshaushaltes nicht mehr erreicht werden können. Das Erkennen wird dadurch erleichtert, dass der menschliche Flüssigkeitshaushalt abgestuft funktioniert:

Ist der **Urin nicht wasserhell** liegt mit großer Wahrscheinlichkeit eine Dehydrierung vor. Zu therapieren ist sie weniger einfach. Ein paar Tage größere Mengen von Flüssigkeit zu trinken, reicht nicht aus. Eine besondere Rolle spielt hier Salz, das für den Körper den Wasserhaushalt reguliert. Es muss für den Körper in ausreichender Menge zur Verfügung stehen, (5g Salz pro Tag) wobei es bei einer Ausscheidungstherapie regelmäßig hinzuzufügen ist.

Der ideale ph-Wert des Urins liegt bei 6,0 in einer Ausscheidungstherapie aber unter 6,0

MATRIX HEALING - Mentalfeld-Therapie und MatrixLife

Diese Methoden sind keine Suggestionen, beinhalten keine skurrilen Affirmationen und sind mit positivem, bewusstem Denken nicht zu verbinden.

Matrix Healing, MatrixLife und die Mentalfeld-Sätze sind besondere Techniken. Diese Techniken sind immer mit einer **Absicht,** einem **Thema** verbunden, und haben folgenden Anspruch:

- Das Energiesystem des Körpers zu erhöhen und
- zweitens, alte schadhafte „Glühbirnen" (programmierte negative Überzeugungen, Glaubenssätze) gegen neue Lichtquellen - neue effektive Informationen – einzutauschen.

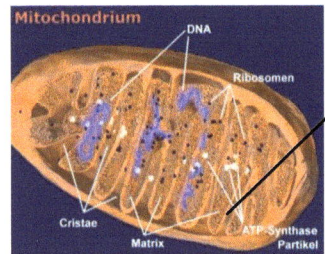

Die Matrix ist ein Teil in den Mitochondrien. Diese Matrix wird erstens von dem ultravioletten Licht regeneriert, zweitens von unserer Ernährung genährt, und drittens erhält sie gute oder auch negativer Informationen aus unserer Gedankenwelt. Die Matrix in den Mitochondrien bezeichne ich als das Basiszentrum – Leben.

Alle Techniken

MATRIX HEALING - Mentalfeld-Therapie und MatrixLife

„untersuchen" im Vorfeld den Gedanken, der hinter dem Gedanken steht, es ist der sogenannte stiftende Gedanke. Dieser stiftende Gedanke – genannt psychologische Umkehrung siehe Seite 74 - ist gelegentlich so destruktiv, dass häufig Wünsche, Träume und Visionen, Gewichtreduzierung gar nicht oder nur über erhebliche Umwege zu uns kommen.

Ich möchte das positive/bewusste Denken keineswegs verteufeln oder schlechtmachen. Es ist eine richtig gute Technik, leider stößt sie jedoch recht schnell an ihre Grenzen, wenn dem ein unterbewusster Satz entgegenwirkt, der die Auflösung verhindert wie zum Beispiel:

„Nie mehr!" (Die Macht der Verneinung). „Immer!" (Die Macht der vergangenen Entscheidung)."

NOCEBO: Die MACHT negativer Erwartung
Die Wörter wie: „Müssen", „sollen", „man", „nie", „immer", „niemals" etc. sind Fallen, aus denen Sie leider alleine nicht mehr herauskommen."

- „Ich werde **nie** mehr einen Vorschlag machen."
- „Ich **muss** dringend abnehmen."
- *„Ich **werde** dich nie wieder um einen Gefallen bitten."*
- „Ich **werde** nie eine Arbeitsstelle finden."
- „Ich **will** es versuchen."
- „Ich **will** es hoffen."
- *„Ich **werde** nie glücklich sein"*
- *„Ich kann mich auf **niemanden** verlassen"*
- *„Ich bin **immer** ein Verlierer" usw.*

(Gelübde)

Es ist gleich, wo Sie nun diesen Pakt geschlossen haben, in der Kirche, auf dem Standesamt, in der Zweisamkeit mit Ihrem Partner/in oder still in Ihrem Inneren. Für Ihr Unbewusstes ist es einerlei. Sie haben entschieden und Sie haben „befohlen", diese Entscheidung zu befolgen. **(BASTA)**. So sitzt Ihr Beschluss „bombenfest" im Energiefeld und kann erst dann gelöst werden, wenn er in einen „flüssigen" Zustand, das heiß zurück zu dem Ereignis vor dem „Trauma" geführt wird. Dieses kann durch die Zeitreise-Übung[18] aus der

---

[18] Die Zeitreise-Übung ist ausführlich in dem Buch „Der Zauberkünstler aus dem Universum" beschrieben.

Matrix Therapie harmonisiert oder auch durch das Klopfen (MatrixLife, Kinesiologie) aufgelöst werden.

Ihr bewusstes Denken vergisst solche Begebenheiten zwar, Ihr Unbewusstes aber nicht. Sie oder Ihre Eltern haben es programmiert – und programmiert ist eben programmiert.

Also mit dieser sensationellen Erkenntnis schreiben Sie nun eine neue CD, eine neue Festplatte, ein neues Frequenzprogramm und lösen alte Konditionierungen auf.

Ein bekannter Quantenphysiker, namens Heisenberg, hat das Unschärfeprinzip entwickelt. Dieses Prinzip besagt, dass der Mensch erst alle belastenden Ereignisse in seinem Leben, die konträr zu seinem Wunsch, seiner Vision bestehen, auflösen muss, bevor er ein neues Programm installiert.

Positive Affirmationen, die dem bewussten Denken gleich kommt, brauchen immer ein klares Erkennen der Situation. Die Frage ist hier, bin ich denn wirklich glücklich oder plappere ich nur „Ich bin glücklich", weil es mir so zugetragen worden ist.

Positive Affirmationen, die vom Unterbewusstsein nicht anerkannt werden, sind eine Lüge, und erzeugen Stress. Die Macht der Worte ist gewaltig. Dazu gebe ich Ihnen hier einige Beispiele.

<u>Beispiel:</u>
Sie benutzen folgende positive Affirmation:

Ich bin glücklich.

Das Unterbewusstsein denkt aber:

Das Leben ist eine Qual.

Das Resultat:

Das Leben bleibt eine Qual.

Oder

Sie stellen sich vor den Spiegel und affirmieren tausendmal:

Ich bin schlank. Ich bin schlank...

Das Unterbewusstsein denkt:

Ach, du dicke Eiche! Du brauchst einen Rettungsring.

Das Resultat:

Ich bleibe eine "dicke" Eiche. Ich habe einen Rettungsring.

Oder – Denken Sie einmal darüber nach, was uns die Politiker jeden Tag vollmundig mit diesem Satz sagen:

„Wir müssen sparen!"

Resultat: Der Eurorettungsschirm erreicht eine überdimensionale Größe.

Ein weiterer belügender Satz, um den Gesundheitszustand anzuheben, zu verbessern ist folgender:

„Jeden Tag geht es mir in jeder Hinsicht immer besser und besser." (Coué)

Leider tritt auch hier kein Erfolg ein, da das Unterbewusstsein verkehrt gekoppelt sein kann und in den unangenehmsten Fällen, wird der Gesundheitszustand, die Geldnot, das Gewicht von Tag zu Tag schlechter.

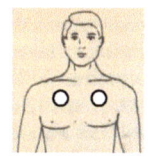 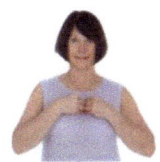 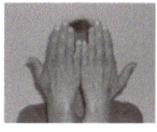

Besser ist es, wenn Sie die negativen und anschließend positiven Sätze in die Handkante, in die Thymusdrüse klopfen, oder den Wunderpunkt, auch genannt heilender Punkt, zart im oder gegen Uhrzeigersinn streicheln. Sie können aber auch mit der Zwei-Punkt-Methode (Matrix

Healing) Energien aus dem Universum abholen und transformieren/transmutieren.

Sätze für die Handkante, Thymusdrüse, Wunderpunkt und Matrix-Healing Herzübung:

„Okay, ich habe diese Probleme[19] (diese Pu's). Ich bin aber nicht das Problem (die Pu's). Ich bin Liebe, und ich öffne mit der Kraft der Liebe die Energiezentren Bauch und Herz ganz weit und ich weiß, dass die unendliche Intelligenz, die in mir wohnt, jetzt ein neues Muster der Heilung, (des Erfolgs) anlegt, und ich habe die Absicht und entscheide mich dafür, dass es mir jeden Tag in jeder Hinsicht besser und besser geht."

Nach dem Fasten hatte ich Appetit auf ein dickes fettes Spaghetti-Eis. Mir lief schon bei dem Gedanken das Wasser im Mund zusammen. Ich besann mich danach auf eine spezielle Fertigkeit.

Ich habe mich hingesetzt, die Stresshöcker – alle Finger auf die Stirn gelegt - gehalten und dabei mental genüsslich das Spaghetti Eis gegessen. Nach ca. 5 Minuten war der Heißhunger gestillt.

Anschließend habe ich noch die Handkante geklopft, damit das EGO beruhigt wurde und in etwa folgende Sätze gesagt:

„Ich habe tierischen Hunger auf …, ich bin frustriert, dass ich das nach dem … (Fasten, Abnehmzyklus) nicht essen darf, was ich will,… die Geschmacksnerven im Mund wollen das aber usw. (also erst dem gesamten Stress bzw. den fiesen Gedanken die Tür geöffnet, und anschließend die guten Gefühle aktiviert) und ich liebe mich und bin verbunden mit der unendlichen Intelligenz, die in dem Körper, Geist und

---

[19] Die PU's, genannt psychologische Umkehrungen, sind Hindernisse auf den Weg zu einem sinnvollen Leben.

Seele wohnt und mich unterstützt, sodass es mir von Tag zu Tag in jeder Hinsicht besser und besser geht."

Matrix-Übung

Ich lege nun die erste Hand auf einen Punkt, der zu meinem Körper gehört, und surfe imaginär mit der zweiten Hand durch das Universum, um neues Licht und Information für diese Absicht, dass es mir jeden Tag in jeder Hinsicht besser und besser geht, abzuholen und sage:

„Aktivieren" „installieren" „transmutieren"

und los geht's.

Die Erweckung der verborgenen Potentiale

Die Nutzung der verborgenen Potentiale ist gleichzusetzen mit der uns innewohnenden Kraftquelle. Aus vielen Erzählungen und aus eigener Erfahrung weiß ich, dass der Körper einen eingebauten Mechanismus besitzt, der die täglichen Heilungsprozesse des Lebens in Gang setzt.

„Wir müssen nur nach innen gehen", wie Goethe schon sagt, „sonst gehst du leer aus". Das heißt so viel wie, höre auf die kleine Stimme in deinem Körper und frage dich: „Ist das für mich okay, polar? Brauche ich das oder bin ich gefesselt von der Außenwelt, die mir einreden möchte, was gut und schlecht für mich ist?"

Vielleicht ist es sinnvoll einen kleinen Spaziergang durch den „dunklen Wald" oder in der freien Natur zu machen, oder nur ruhig auf dem Stuhl sitzen und den Himmel in Augenschein nehmen, damit Sie den Kopf frei bekommen und die kleine Stimme zur lauten Stimme gewandelt wird.

Jedes Atom im Universum steht mit allem was ist in Verbindung. Da wir auch in unserem Körper ein großes Elektrizitätsfeld haben, indem die Neurone und Elektrone nur so herumschwirren, können wir uns sehr wohl mit dem großen Universum verbinden. Das bedeutet auch, das jedes einzelne Elektron genau weiß, was jedes andere zu uns gehörende Elektron im Universum unternimmt, wenn ich mit meiner fokussierten Aufmerksamkeit (ich habe eine Absicht) im Einklang bin.

Ich habe jetzt die Absicht, mein Gewicht, mein Wohlfühlgewicht auf … herunterzubeamen. Ich bin jetzt „ABNEHMEN".[20]

Folglich ist die innere Weisheit, die innere Intelligenz des individuellen Körpers mit der Weisheit des großen Ganzen verbunden. Wenn wir uns dieser Weisheit zuwenden und nutzen, schließen wir uns an das universelle Bewusstsein an. Dem steht leider häufig unser Unbewusstes im Weg. Unsere negativen Erwartungen, eingestanzt im limbischen System, schmeißen viele kleine und bisweilen auch dicke Stolpersteine auf unseren Lebensweg. Sobald ich die Worte benutzen: „Ich bin noch NIE an Krücken gegangen, Ich bin schon lange NICHT mehr mit dem Fahrrad gestürzt, Ich habe noch NIE Gewicht verloren etc.", bin ich gefangen im NOCEBO-System. Der Erfolg der negativen Erwartung bleibt nicht aus.

Für dieses NOCEBO-System hat Matrix Healing wunderbare Schlüsselwörter parat. Sobald ein negativer Gedanke auftaucht, werden die Wörter: WEG – WEG – LÖSCHEN – LÖSCHEN - Paralleluniversum genannt. Wer es noch deutlicher ausdrücken möchte, sagt den Satz: „Negativer Raum, negative Zeit, gehe dahin zurück wo du hergekommen bist. Weg, Löschen, Paralleluniversum".

Mit diesem System und mit den vielen anderen Klopfaktivitäten, die von mir zum Teil entwickelt worden sind, zeigen wir den Gehirnsystemen und dem Herzenergiefeld einen neuen Weisheitsweg.

---

[20] „Ich bin jetzt Abnehmen", ist ein wichtiger Satz. Meine Fastenteilnehmer, seit 20 Jahren, sagen in dieser Zeit „Ich bin ab sofort Heilfastende"!, und Fasten klappt beispiellos.

In der neuen Neurobiologischen Wissenschaft ist bekannt, dass der Mensch vier bzw. fünf Gehirnsysteme besitzt. Erstens die Großhirnrinde, (uraltes Gehirnsystem), zweitens das limbische System (altes System), drittens der Neokortex (Neuzeit) viertens der Präfrontale-Cortex (Neuzeit) und fünftens der Computer-Cortex[21] (absolute Neuzeit) Alle Gehirnsysteme haben für unseren Lebensweg eine Bedeutung. Doch manchmal treffen die Systeme Entscheidungen, die von Vorgestern sind, oder sie leben immer noch im Vor-Vorgestern. Damit dieses System in geordneten Bahnen, d.h. im Hier und Jetzt, und zukunftsorientiert läuft, braucht es Unterstützung und gezielte Hinweise.

1. Gehirnsystem eins denkt: „Immer muss ich kämpfen, mir wird nichts geschenkt."

2. Gehirnsystem zwei denkt: „Immer ich, immer werde ich gemobbt, mit mir kann man es ja machen. Immer gerade ich an die falschen Menschen." Dieses System wird von vier Emotionen geleitet:

    Angst – Fortpflanzung – Nahrung - Kampf.

Beide Gehirnsystem denken: „Meine Religion ist besser als deine, das ist mein Garten, meine Grenze und wehe, etwas wächst über meinen Zaun etc.".

3. Gehirnsystem – Neokortex: „Ihm haben wir die Kreativität, das Schreiben, das Lesen, die Musik, die Flexibilität und vieles mehr zu verdanken. Er hilft uns den Wert aller Menschen zu erkennen, ohne wenn und aber."

4. Gehirnsystem - Präfrontaler Kortex: Dieses System harmonisiert alle Gehirnsysteme. Fällt der Präfrontale Kortex aus, ist „Ebbe im Schacht". Meine Gedanken wandern in die

---

[21] Computer-Cortex wird von mir in der Matrix Behandlung mit Erfolg eingesetzt.

unmöglichsten Richtungen und sprungweise herrscht eine große Dunkelheit. Sage ich aber das Schlüsselwort „SYNERGIE", erwacht der Kortex und aktiviert sofort seine und die anderen 3 Systeme, d.h. also, der Präfrontale Kortex ist der Meister, der Boss der Gehirnsysteme.

5. Gehirnsystem - Computer-Cortex. Zu diesem System habe ich noch keine klare Bedeutung. Ich weiß nur, dass bei vielen Patienten, während einer von mir durchgeführten Matrix-Übung, der Computer-Cortex integriert werden musste.

Das Gehirn bringt erst dann die nötigen Veränderungen hervor, wenn das Herzenergiefeld mit gleichgeschaltet worden ist. Infolgedessen findet für mich, für dich, für Sie, die Balance, das Gleichgewicht im Yin-Yang eine gesicherte Grundlage, um das Basiszentrum – **Leben** – zu unterstützen. Noch einmal das Basiszentrum **Leben**, ist die Matrix in den Mitochondrien.

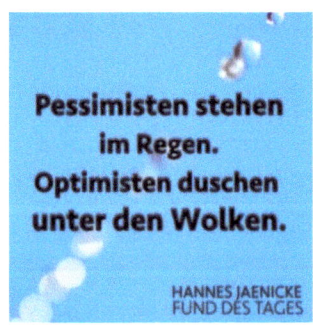

MatrixLife

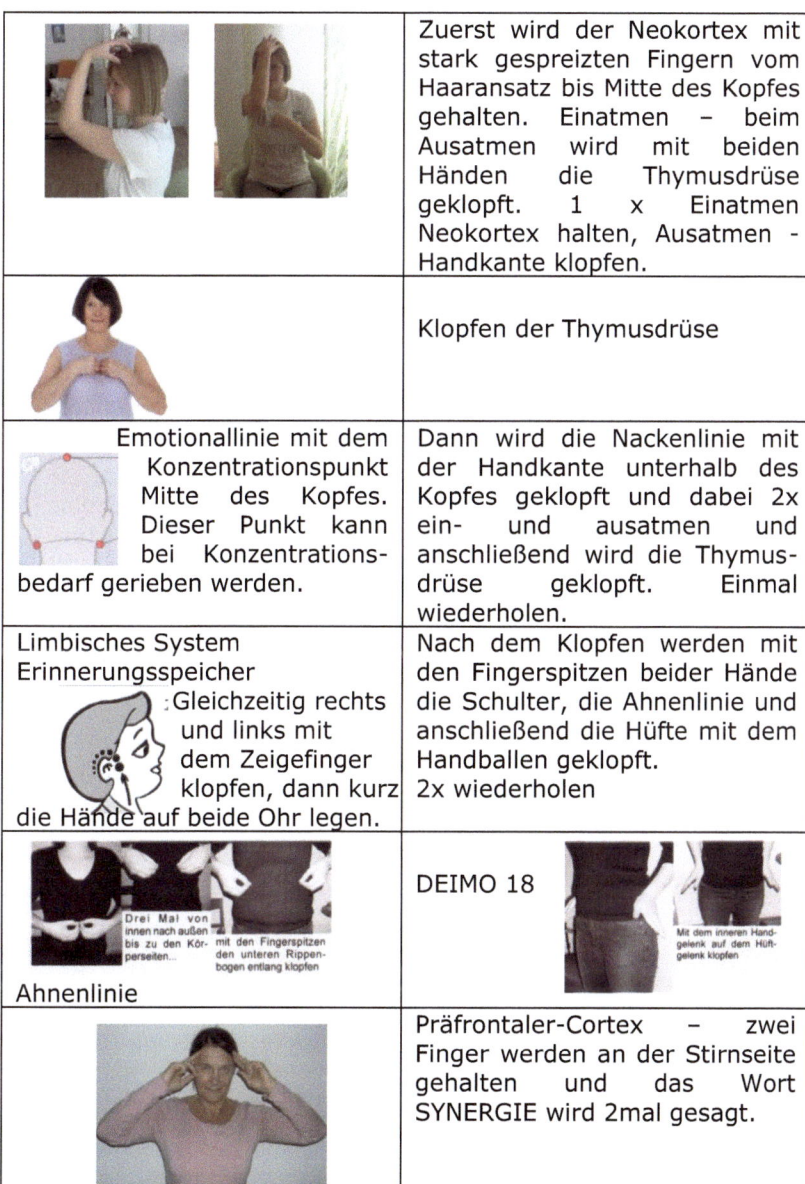

	Zuerst wird der Neokortex mit stark gespreizten Fingern vom Haaransatz bis Mitte des Kopfes gehalten. Einatmen – beim Ausatmen wird mit beiden Händen die Thymusdrüse geklopft. 1 x Einatmen Neokortex halten, Ausatmen - Handkante klopfen.
	Klopfen der Thymusdrüse
Emotionallinie mit dem Konzentrationspunkt Mitte des Kopfes. Dieser Punkt kann bei Konzentrationsbedarf gerieben werden.	Dann wird die Nackenlinie mit der Handkante unterhalb des Kopfes geklopft und dabei 2x ein- und ausatmen und anschließend wird die Thymusdrüse geklopft. Einmal wiederholen.
Limbisches System Erinnerungsspeicher : Gleichzeitig rechts und links mit dem Zeigefinger klopfen, dann kurz die Hände auf beide Ohr legen.	Nach dem Klopfen werden mit den Fingerspitzen beider Hände die Schulter, die Ahnenlinie und anschließend die Hüfte mit dem Handballen geklopft. 2x wiederholen
Ahnenlinie	DEIMO 18
	Präfrontaler-Cortex – zwei Finger werden an der Stirnseite gehalten und das Wort SYNERGIE wird 2mal gesagt.

Handkante klopfen 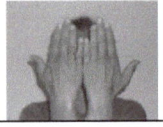 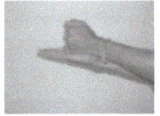	Handfläche rechts und links klopfen und dabei vielleicht die Worte OHASE + PHASE + TRANSMUTATION sagen. Die Füße werden dabei mit bewegt.
Die kreisförmige Haltung der Hände erhöht das Bewusstsein für die Energieräume des Herzens, des Bauchraumes und des Beckens.	Diese Übung fokussiert die Aufmerksamkeit auf die Lebensenergie des Herzens, auf das Herzenergiefeld und aktiviert damit das Nullpunkt-energiefeld. Dabei fließt das ultraviolette Licht von weit außen bis ganz innen, von ganz oben bis ganz unten in das Basiszentrum Leben.
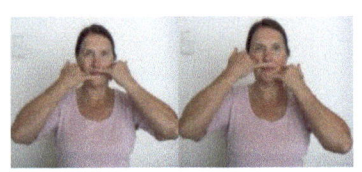	Mit dieser Übung de-switch du das Gehirn und aktivierst gleichzeitig die Akupunktur-punkte des Konzeptions- und des Gouverneur-Meridians. Du massierst gleichzeitig mit den kleinen Fingern unter der Nase und unter dem Mund.
Anschließend streichst du den Daumen der rechten Hand von der linken Ohrspitze seitlich über den Kopf bis zu den Ohrläppchen rechts herunter.	Dann nimmst du den Daumen der linken Hand und streichst von der Ohrspitze rechts bis zum linken Ohrläppchen seitlichen über den Kopf.
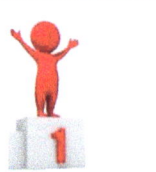 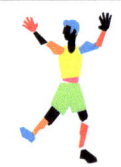 Ihr Engel der Liebe und des Lichts, legt einen Schutzmantel um mich.	Zum Abschluss: Klopfe auf die Thymusdrüse und sage: Ich habe es geschafft, oder YES I CAN, oder ich bin stark und mutig oder … danach stehst du in einer gespreizten Haltung und streckst du die Arme weit nach oben.

Ernährungstipps

Was mit Sicherheit bei der Gewichtsreduktion hilft

Neben der Kältetherapie gelten natürlich weiterhin die bekannten Regeln für Abnehmkuren und für heilkräftigere Ernährung: Es ist nun mal so:"Wer mehr Kalorien zu sich nimmt, als er verbraucht, wird überschüssige Energie in Form von Körperfett speichern." Zucker, Fruktose und einfache Kohlenhydrate sollten vermieden werden, da sie einen schnellen und starken Anstieg des Blutzuckerlevels und anschließend eine hohe Insulinausschüttung verursachen. Essen sollte man nur dann, wenn man tatsächlich hungrig ist. Einige Menschen müssen dabei erst wieder lernen, Hunger richtig wahrzunehmen. Bewegung sollte zum Alltag gehören. Während leichtes Ausdauertraining Kalorien verbrennt und die Fettverbrennung ankurbelt, stärkt Gymnastik die Muskeln. Da unzählige Menschen aus Frust oder Langeweile essen, könnten viele beim Abnehmen von Stressbewältigungsstrategien und Entspannungstechniken profitieren und parallel für ausreichende Beschäftigung sorgen, beispielsweise durch ein neues Hobby.

Was kann nun gegessen werden?

Essen – im Prinzip alles wohin mich der Geschmack, das Herz, der Bauch ermutigt. Nur, die neue Ernährung wünscht kleine grundlegende Änderungen: nicht hier ein Happen, dort ein Happen. Denn dadurch wird der Insulinspiegel stetig angekurbelt und zeigt kein Erbarmen in der Fettspeicherung durch Insulin.

Werden über den Tag viele kleine Mahlzeiten eingenommen ohne ausreichend lange essensfreie Zeiten dazwischen, bleibt der Insulinspiegel, (veranschaulicht durch die grüne Linie) auf relativ hohem Niveau. Das verhindert, dass Fettsäuren aus dem Fettgewebe ausströmen und in den Muskeln verbrannt werden können. Nur wenn der Insulinspiegel im Blut so tief sinkt, dass das Fettgewebe von Insulin „entkorkt" wird, können Fettsäuren daraus freigesetzt werden.

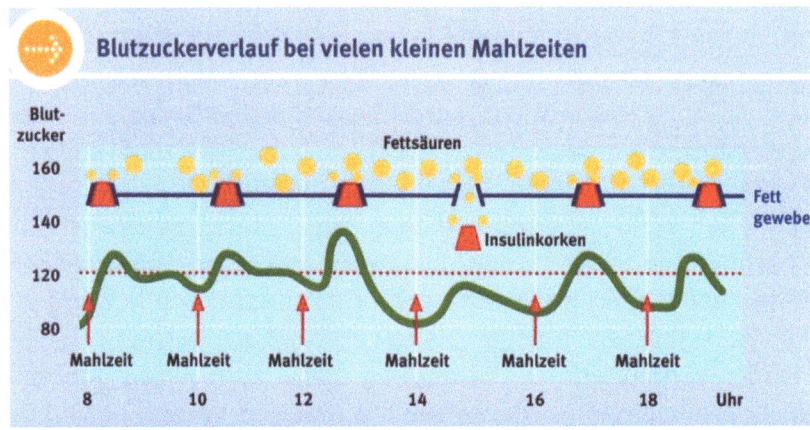

Auszug aus „Schlank im Schlaf"

Besser ist es:

2 x am Tag Kohlenhydrate essen.

Morgens: 1 Scheibe Brot, etwas Butter[22] oder Kokosöl, mit Käse, Avocado, Schinken, Ei, 1 Tl. Marmelade etc.

Mittags: Vielleicht 1 Scheibe Brot zu dem im Anhang angegebenen Salaten, oder ein leichtes Kohlenhydrat-Gerichte, wie zum Beispiel – Nudelsalat.

Abends: Keine Kohlenhydrate. Dafür Fleisch, Tofu, Fisch, Salat, Gemüse, Gemüsesuppen etc. schmausen.

Im Abnehmzyklus dürfen mittags nur bedingt Kohlenhydrate gegessen werden und am Abend absolut keine, denn sonst … !!! Auch sollten die Nahrungsmittel, wie Möhren, Bohnen, Erbsen, Mais, Kürbis am Abend nicht den Essensteller bereichern.

„In der Not, in der Not, schmeckt die Wurst auch ohne Brot!"

---

[22] Margarine ist ein synthetisches Produkt.

Ist der Abnehmzyklus nach ca. 3 bis 6 Wochen beendet und ist die Hauptmahlzeit **mittags**, dürfen/sollten *wenige* Kohlenhydrate gegessen werden, wie zum Beispiel 2-3 Kartoffeln oder 2-3 Eßl gekochten Reis oder 50g rohe Nudeln zum Kochen. Aber bitte keine mit Mehl angedickten Soßen!!!

Abends bitte immer noch auf Kohlenhydrate verzichten oder nach und nach in kleinen Mengen (an 2-3 Abenden) einfügen.

Meine Erfahrungen mit dieser doch sehr ausgewogenen Diät sind:
Das Belohnungsgefühl verbunden mit dem Griff zur Schokolade/Kuchen verflüchtigt sich. Selbst bei Essenseinladungen fanden meine sonst auftretenden „Gelüste" keinen Zugang. Kohlenhydrate wurden strikt gemieden. Ein bisschen Süßes zum Abschluss, damit der Serotoninspiegel ausgeglichen ist, beeindruckte die Körperwaage am nächsten Tag nicht.

1. Betthupferl
Die Betthupferl zur Nacht sind nur dann erfolgreich, wenn nach 18.00 – 19.00Uhr keine Kohlenhydrate mehr gegessen werden. STH stimuliert die Fettzellen zur Entleerung. Dadurch wird das *Insulin* ausgeschaltet und der Stoffwechsel soll in der Nacht - nach Angaben von Ernährungswissenschaftlern - Höchstleistungen vollbringen.

Betthupferl abends vor dem Schlafengehen:
Hierbei bitte genau die angegebenen Richtlinien und die Angaben beachten.
• 2 Scheiben geräucherte Putenbrust mit einer ½ roten Paprikaschote.
• 50g Forellenfilet und 1 kleine Kiwi •
• 50g Ziegenfrischkäse mit einer großen Tomate •

- 3 Scheiben Parmaschinken mit einem Spalt Honigmelone
- 1 Eßl. Quark mit 1 Teel. Honig verrühren und ½ Scheibe Mohn-Knäckebrot
- 1 Teel. Quark auf 1 Butter-Keks verteilen. Oben drauf 1 Backpflaume setzen.
- 1 Stück Putenbrust mit Zitrone beträufelt
- 50g gebratenes Hähnchenfilet und ½ Glas Orangensaft
- 50g Käse und 1 Orange.
- 4 dünne Scheiben Roastbeef mit 2 Teel Paprikamark
- 1 kleiner Becher Joghurt (lactosefrei für Blutgruppe O + B) mit Papaya, schwarzen Johannisbeeren, Sanddorn, Grapefruit oder Zitrone
- 4 Eßl. Milch mit 1 Teel. Honig und 1 Eßl. Schmelzflocken verrühren
- 2 ungeschwefelte Dörraprikosen klein würfeln, mit 1 Eßl. fein zerbröseltem Pumpernickel unter 2 Eßl. körnigen Frischkäse mischen.
- 1 Eßl. Joghurt mit 1 Teel. Ahornsirup und 1 Eßl. Haferflocken verrühren.

eventuell auf Laktose und Gluten, Jodsalz und Fruktose achten!!

Kann denn Essen Sünde sein...

Kombinieren Sie Ihre Essenswahl speziell zur Hauptmahlzeit am Mittag, da sie wenige Kohlenhydrate enthalten darf, richtig!

Schlanke Kombinationen

- Lammbraten mit Naturreis / besser weißer Reis
- Putenbrust mit 3 Salzkartoffeln
- Pasta mit Gemüse
- Reis mit Garnelen
- Mozzarella mit Tomaten Dieses Gericht enthält keine Kohlenhydrate
- Natur-Joghurt mit Früchten. Dieses Gericht enthält keine Kohlenhydrate, aber vielleicht Fruktose
- Müsli mit Früchten (keine Fertigprodukte nehmen)
- Brot mit Tomaten
- Melone mit Schinken (keine Kohlenhydrate)
- Spaghetti mit Garnelen
- Kartoffeln mit Kabeljau
- Reis mit Gemüse – aus der Essensliste im Anhang
- Fleisch mit Salat (keine Kohlenhydrate)
- Fisch mit Gemüse (keine Kohlenhydrate)
- Kartoffeln mit Ei.
- Zitronensaft mit Mineralwasser(keine Kohlenhydrate)
- Brot und Käse oder Ei.
- Zitrone auf den Fisch, auf das Putenschnitzel, damit die Eiweiße schneller aufgespalten werden.
- Früchte mit Quark oder Hüttenkäse (keine Kohlenhydrate, aber vielleicht Fruktose und Laktose)

<u>Hildegard v. Bingen</u>: Flohsamen zum Entgiften. Sie quellen im Magen und binden Gallensäure. Damit unterstützen Sie die körpereigene Müllabfuhr. Täglich 3 Teelöffel einnehmen und viel, viel, viel trinken. Habe ich noch nicht probiert.

Sollte der Bedarf an etwas Süßem immer wieder aufflammen, ist diese Klopfsequenz sehr hilfreich.

Der große Hunger nach Süßem (Sucht)
1. Nimm deine Lieblingssüßigkeit in beide Hände. Sieh dir dieses „süße Verlangen" genau an. Rieche daran und schätze dein Verlangen auf einer imaginären Skala von 10 bis 0 ein. (Das geht auch mit jedem anderen Nahrungsmittel oder Getränk ...)

2. Lege das „süße Verlangen" dann zur Seite und klopfe dreimal die Thymusdrüse: *„Ich liebe, ich glaube, ich vertraue, ich bin dankbar, ich bin mutig."*

3. Nimm nun die Süßigkeit wieder in beide Hände. Betrachte deine süße Verführung von allen Seiten, rieche daran und lege sie in Augenhöhe auf den Tisch. Reibe den Wunderpunkt rechts und links, und sage folgende Sätze dreimal: *„Obwohl ich das Verlangen habe, dieses Stück Schokolade (oder was auch immer) zu essen, liebe und akzeptiere ich mich, so wie ich bin." „Obwohl ich es nicht verdient habe, dieses Verlangen zu verlieren, liebe ich mich von ganzem Herzen."*

4. Nimm weiter die Süßigkeit in Augenschein, während du die wichtigsten MFT-Punkte klopfst. Fange bei der Thymusdrüse an und beende das Klopfen mit der Nackenlinie. Benutze in etwa folgenden Wortlaut: „Ich liebe die ... (Nenne den Namen, oder sage nur allgemein Süßigkeiten) - ich spüre den süßen Geschmack auf der Zunge ..., Süßigkeiten geben mir ein Gefühl von Wärme ..., Süßigkeiten geben mir Energie ..., Süßigkeiten kann ich schnell in den Mund stecken ..., Süßigkeiten sind schnelle Muntermacher ..., Süßigkeiten geben mir ein Gefühl von Zufriedenheit ..., Süßigkeiten nehmen mir den Frust ..., Süßigkeiten heben meine Stimmung ..., Süßigkeiten quellen die Fettzellen auf ...-, ich kenne nicht den Grund für mein süßes Verlangen ..., mein süßes Verlangen ..., meine Emotionen werden beruhigt und geben mir Wohlfühl-Momente ..."

5. Handrückenserie – MFT-Verankerung,

dabei wird die 3E Punkt-Linie (dreifacher Erwärmer) auf beiden Handrücken mehrmals geklopft.

6. Rieche wieder an der Süßigkeit und schätze dein Verlangen ein. Meine Erfahrung zeigt, dass die Gier/das Verlangen meistens schon nach nur einem Klopfdurchgang bei null ist. Sollte dein Verlangen jedoch noch nicht auf der Richterskala bei null angelangt sein, ist das auch nicht entmutigend. Mach einfach eine zweite Runde, bis du auf der Richterskala bei eins oder bei null angelangt bist. Klopfe folgende Sätze in die MFT-Punkte:

a. Wunderpunkt einmal rechts und einmal links reiben: „Obwohl ich noch ein bisschen Verlangen nach dieser Süßigkeit habe, liebe ..."

b. alle Punkte werden nun mit diesem Satz durchgeklopft: *„Mein restliches Verlangen nach etwas Süßem..."*

Die Hauptarbeit ist nun getan. Jetzt erfolgt die Kür.

1. Mit diesem Satz die Handkante klopfen:
„Ich nehme mich vollständig an, auch wenn ich das Gefühl habe, mir würde etwas fehlen, wenn ich dieses Problem (Name) überwinde."

2. 3E Linie rechts und links klopfen: *„Ich nehme mich vollständig an mit all den Problemen und Grenzen, obwohl ich immer ein bisschen mit den Süßigkeiten liebäugele."*

3. Manifestationslinie rechts und links klopfen: *„Ich nehme mich vollständig an, auch wenn ich dieses Problem niemals überwinde."*

4. Zukunftslinie beidseitig klopfen: *„Ich nehme mich vollständig an, auch wenn ich es nicht verdiene, dieses Problem vollständig zu überwinden."*

5. Schlüsselbein(Nierenpunkte) rechts und links klopfen*: „Ich weiß, dass ich Fortschritte mache."*

6. Kopfpunkt-Mitte: *„Ich bin das Beste, was mir im Leben passiert ist."*

7. Emotional-Linie: *„Ich bin bereit, es zu ändern." „Ich lasse dich, du negatives kurzfristiges Glücksgefühl jetzt los, ich gebe dich frei, Friede sei mit dir."*

Anschließend den Bauch, die Thymusdrüse, die Schulter (beidseitig) und die Nackenlinie klopfen und die Ganzkörper-Atemübung anwenden.

Sollte nach dieser Übung der Süßigkeitenabusus noch nicht gänzlich aufgelöst sein, wiederhole diese Übung solange bis ... (Ein bisschen Sünde ist schon okay.)

Meine Erfahrung mit dieser Klopfübung ist beeindruckend. Toffifee, bestimmte Pralinen, Duplos usw. bleiben nun im Schrank. Mein Verlangen nach Süßigkeiten konnte ich so eindämmen.

Alle Klopfpunkte noch einmal:

Thymusdrüse	Wunderpunkt	Handkante
3E - 3-facher Erwärmer Rechts + links klopfen	Manifestationslinie links Dickdarm 4	Manifestationslinie Rechts Dickdarm 4
Nierenpunkt klopfen	Zukunftslinie Milz-Pankreas	Emotionallinie
Kopflinie-Leber	Nackenlinie klopfen	Stresslinie

Eine skurrile Besonderheit

Eier Diät und Co.: Verrückte Diäten der Stars - Frauenzimmer.de bei **www.frauenzimmer.de**

Skurrile Star-Diäten: 28 Eier pro Woche + Whisky

Ernährungstipps für ein schlankes Äußeres gibt es wahrscheinlich so lange es das Schönheitsideal „schlank" gibt. Allerdings hat der Diätwahn schon früh skurrile Blüten getrieben. So wollte die „Eiserne Lady" Maggie Thatcher mit der Eier-Diät vor ihrem Wahlkampf 1979 neun Kilo in zwei Wochen abnehmen.

Der Diätplan ist einer von vielen Dokumenten, die kürzlich von der Thatcher-Stiftung veröffentlicht wurden. Um den Plan durchzuhalten, brauchte die englische Lady tatsächlich **einen eisernen Willen**. Denn die Diät bestand vornehmlich aus Eiern – morgens, mittags und abends. Insgesamt **28 Stück pro Woche**. Einziger Lichtblick: „An Tagen mit Fleisch durfte Whisky getrunken werden, ansonsten KEINEN Alkohol" heißt es dort. Außerdem ist die Warnung zu lesen, dass diese „Sonderernährung" nicht länger als zwei Wochen zu befolgen sei.

Maggie Thatchers Eier-Diät im Einzelnen

„Nicht zwischen den Mahlzeiten essen...."
Frühstück: Dasselbe jeden Tag. Pampelmuse, **1 oder 2 Eier**, schwarzer Kaffee oder Tee

Montag:
Mittagessen: **2 Eier**, Pampelmuse
Abendessen: **2 Eier**, Salat, 1 Toast-Schnitte, Pampelmuse, Kaffee

Dienstag:
Mittagessen: **2 Eier**, Tomaten, Kaffee
Abendessen: Steak, Tomaten, Gurke, Salat, Oliven, Kaffee

Mittwoch:
Mittagessen: **2 Eier**, Spinat, Kaffee
Abendessen: 2 Lammkoteletts, Sellerie, Gurke, Tomaten, Tee

Donnerstag:
Mittagessen: **2 Eier**, Spinat, Kaffee
Abendessen: **2 Eier**, Hüttenkäse, 1 Toast-Schnitte

Freitag:
Mittagessen: **2 Eier**, Spinat, Kaffee
Abendessen: Fisch, Salat, 1 Toast-Schnitte, Pampelmuse

Samstag:
Mittagessen: Fruchtsalat (egal was) so viel wie man essen kann.
Abendessen: reichlich Steak, Sellerie, Gurke, Tomaten, Kaffee

Sonntag:
Mittagessen: Hühnchen, Tomaten, Möhren, Kohl, Pampelmuse, Kaffee
Abendessen: kaltes Hühnchen, Tomaten, Pampelmuse

An Tagen mit Fleisch durfte Frau Thatcher Whisky trinken, ansonsten KEINEN Alkohol".

Ich habe sie ausprobiert, natürlich nicht mit Whisky, und abgebrochen. Mir wurden die Eier hinterher sehr zu viel. Vielleicht kann man so einen Tag einschieben, oder nur 1 Mahlzeit aus dieser skurrilen Diät übernehmen.

Die Stoffwechsel-Diät

Was tun, damit der Stoffwechsel auch während einer Diät viel Fett verbrennt? Experten wie der US-Fitnessstar David Kirsch oder der französische Ernährungsmediziner Pierre Dukan sind überzeugt: Die Dreifach-Kraft von Eiweiß ist die Lösung.

1. Es sättigt sehr gut und lange.
2. Etwa 30 Prozent der aufgenommenen Kalorien verbraucht der Körper für die Verdauung von Eiweiß sofort wieder.
3. Viel Eiweiß garantiert, dass Fett aus den Depots abgebaut wird und stoffwechselaktive Muskelmasse erhalten bleibt.

Mit diesem Plan bekommen Sie pro Tag zwischen 70 und 100 Gramm hochwertiges Eiweiß, aber nur ca. 1000 Kalorien. So nehmen Sie in 5 Tagen bis zu 7 Pfund ab!??

Ein Beispiel für die 1 Tag Diät – diese Diät enthält für meine Begriffe **viele Kohlenhydrate** und ist nur für Abnehmwillige gedacht, die keine Insulinresistenz haben und gleichzeitig Sport treiben.

Frühstück zum Aussuchen

Puten-Brot und Joghurt 1 Scheibe Brot nach Wahl (50g) mit 1 Teel.Butter und ½ TL Senf bestreichen. Mit 30g Putenbrust-Aufschnitt in feinen Scheiben belegen. Dazu: 125g Joghurt (3,5 % Fett, lactosefrei) mit Obst - Himbeeren, Preiselbeeren, Erdbeeren- belegen,
oder
Kiwi-Knäcke
2 Kiwis schälen, in Scheiben schneiden, mit 125g körnigem Frischkäse auf 2 Knäckebrotscheiben anrichten.

Snack: Joghurt-Reiswaffeln
2 Reiswaffeln (30g) mit weißem Joghurt-Schokoladen-überzug (z.B. Reformhaus/ Drogeriemärkte) knabbern. Dazu nach Belieben einen frisch gebrühten Espresso oder mit Süßstoff abgeschmeckten Eistee trinken.

Mittagessen: Brokkoli-Pilzreispfanne
1 Portionsbeutel Schnellkoch-Reis (125g) nach Packungsanleitung garen. (65g für den Abend lassen.)
250g Brokkoli in feine Röschen teilen, dicke Stiele schälen und würfeln.
100g Pilze nach Wahl (z.B. Champignons) putzen, klein schneiden.
1 Schalotte schälen, in 1 Teel. Olivenöl in einer Pfanne anschwitzen.
Brokkoli und Pilze zugeben, kurz mit anbraten, dann mit 50 ml Gemüsebrühe (Instant) ablöschen und alles ca. 5 Minuten zugedeckt dünsten.
Fertigen Reis abgießen und in 2 gleich große Portionen teilen. 1 davon kalt stellen.
Die andere mit 2 fein gewürfelten Tomaten in die Pfanne geben, alles gründlich durchschwenken und mit Salz, Pfeffer und 1 Prise Muskat würzen.
Mit 1 Esslöffel (5g) frisch geriebenen Parmesan bestreuen.
Oder

Mittags: Mozzarella-Kartoffel-Rösti
300g Tomaten in Scheiben schneiden, mit 1 Frühlingszwiebel in feinen Ringen, Salz und Pfeffer mischen.
200g Kartoffeln schälen,
fein raspeln und mit 1 gehackten Knoblauchzehe, Salz und Pfeffer mischen.
1 Tl. Öl in einer beschichteten Pfanne erhitzen, aus den Kartoffelraspeln darin 2 knusprige Rösti braten.
50g Mozzarella in feinen Scheiben darauf kurz anschmelzen lassen. Rösti mit Tomatensalat anrichten.

Nachmittags: Birnen-Frischkäse
1 kleine, reife Birne würfeln und mit 75g körnigem Frischkäse anrichten.

Abendessen: Reis-Omelette
1 kleines Ei,
3 EL Mineralwasser,
Salz, Pfeffer und 1 EL fein gehackte Sommerkräuter (frisch oder TK) verquirlen.
1 Tl. Olivenöl in einer kleinen Pfanne erhitzen.
1 kleine Stange Lauch in feinen Ringen und

1 Portion vorgegarten Reis (vom Mittag) kurz in der Pfanne anbraten.
5-7 Kirschtomaten (ca. 50g) putzen, halbieren und zugeben.
Ei darüber gießen und bei schwacher Hitze stocken lassen.
Oder
Abends: Ei-Vesper
1 Frühlingszwiebel fein schneiden und mit 75g gewürfelten Radieschen,
50 g Joghurt (3,5 % Fett, lactosefrei),
Salz, Pfeffer und
½ Tl. körnigem Senf mischen.
30 g Salat (z.B. Rauke, Eisberg)
in feine Streifen schneiden.
3 hart gekochte Eier in Scheiben schneiden, auf 2 Scheiben Knäcke verteilen.
Mit Salat und Joghurt-Dressing anrichten.

Phytohormone Lebensmittel – Anti-Aging Hormone, die mit sehr gutem Gewissen zur Aufrechterhaltung der Homöostase gegessen werden können.

Ich gebe hier nur eine Aufstellung der wichtigen phytohormonellen Lebensmittel und Pflanzen mit natürlichen Anti-Aging Hormonen wieder.

Östrogen ähnliche Anti-Aging Hormone in und aus der Natur:
Lebensmittel: Hülsenfrüchte, Vollkorngetreide (?? Gluten-Intoleranz), Leinsamen, Beeren, Granatapfelkerne, Holunder, Sojabohnen, Sojamilch, Tofu
Pflanzen: Basilikum, Estragon, Salbei, Lorbeerblatt, Soja, Baldrian, Beifuß, Rotklee, Melisse, Löwenzahn, Hopfen, Ringelblume, Traubensilberkerze, Johanniskraut.

Progesteron ähnliche Anti-Aging Hormone in und aus der Natur:
Lebensmittel: Leinöl, Mönchspfeffer, Spargel, Papayasamen, Möhren, Kartoffeln, Milch (und Milchprodukten), Gänseschmalz, Rindfleisch.
Salbei – das Küchenkraut kann als Gedächnis-Aktivator wirken.
Pflanzen: Mönchspfeffer, Yamswurzel (Süßkartoffel), Nachtkerze, Frauenmantel.

Melatonin ähnliche Anti-Aging Hormone in und aus der Natur:
Lebensmittel: Tomaten, Möhren, Sellerie, Nüsse.
Pflanzen: Johanniskraut

STH-ähnliche Anti-Aging Hormone in und aus der Natur:
Lebensmittel: Erbsen, Bohnen, Linsen, Sojabohnen, Tunfisch, Haferflocken, Hasel- und Erdnüsse.

Testosteron ähnliche Anti-Aging Hormone in und aus der Natur:

Lebensmittel: Haferflocken, Innereien, Rindfleisch, Geflügel, Fisch, Austern, Eier, Nüsse, Bohnen, Käse, Stachelbeeren, Papaya, Nektarinen, Erdbeeren, Wassermelonen, Orangen, Grapefruit, Artischocken, Wirsing, Grünkohl, Rote Bete, Brokkoli, Möhren.
Pflanzen: Ginsengwurzel, Salbei.
Hierzu gehört das Spurenelement - Zink

DHEA ähnliche Anti-Aging Hormone in und aus der Natur:
Lebensmittel: Fisch, Avocado, Oliven, Olivenöl, Auberginen, Möhren, Sonnenblumenkerne, Yamswurzel, Sojaprodukte.
Hierzugehört das Spurenelement - Chrom

Pregenolon ähnliche Anti-Aging Hormone in und aus der Natur:
Lebensmittel: Wein, Bier, Hühnerei

Thymushormon ähnliche Anti-Aging Hormone in und aus der Natur, gibt es nicht; aber alle zinkhaltigen Lebensmittel regen die Thymusdrüse zu Produktion dieses Hormons an.

Zinkhaltige Lebensmittel: Grüner Tee, Erbsen, Nüsse, Kakao, Sojabohnen, Linsen, Haferprodukte, Kalbsleber, Austern, Kartoffeln, Sonnenblumenkerne, Joghurt, Milch, Käse, Fleisch, Gemüse und Obst allgemein.

Glutathionhaltige Lebensmittel
Brokkoli, Petersilie, Spinat, Blumenkohl, Kartoffeln, Kürbisgemüse Tomate, Orange, Birnen, Möhren, Erdnüsse ungesalzen geröstet, Champignon, frische gekochte Bohnen, Banane, Roggenbrot, Spargel.

Anti-Aging Hormone - Homöopathisch

- DHEA   C 30
- Melatonin   C 30
- STH   C 30
- Testosteron   C 30
- Östrogen   C 30
- Progesteron   C 30
- Pregenolon   C 30

Bachblüten

Homöopathie und Bachblüten sind wichtige Unterstützer im Abnehmzyklus. Besonders ausgewählte Bachblüten, genannt auch die Figur-Globuli sind:

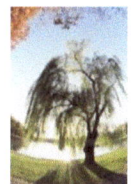

Willow - mehr Selbstvertrauen –
Sie nehmen sich immer wieder eine Diät vor, schaffen es aber nicht? Willow - die gelbe Weide - hilft beim überwinden alter Barrieren und schafft Vertrauen in die Gegenwart.

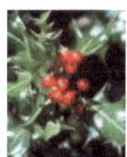

Holly - guter Trostspender –
Sie haben Kummer und greifen dann gern zum Schokoriegel? Die Bachblüte Holly - Stechpalme - unterstützt Sie dabei, wieder mit sich selbst in Einklang zu kommen. Sie können besser Dinge, die Sie gekränkt haben, loslassen.

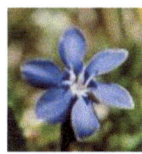

Gentian - leichter durchhalten –
Wenn die ersten Kilos geschafft sind, nimmt man langsamer ab, oder das Gewicht stagniert sogar eine Zeit lang. Da hilft Gentian - Herbst-Enzian. Diese Bachblüte gibt Kraft und Mut zum Durchhalten.

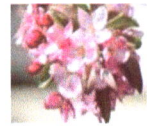
Crab Apple - diszipliniert bleiben – Überall lauern leckere Köstlichkeiten: beim Kaffeeklatsch, auf der Party oder beim Mittagessen mit Kollegen. In solchen Situationen ist es nicht immer ganz einfach standhaft zu bleiben. Die Bachblüte Crab Apple (Holzapfel) lässt Sie allen Versuchungen besser widerstehen.

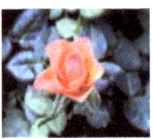
Wild Rose - Mut zur Veränderung –
Um erfolgreich starten zu können müssen Sie sich selbst überwinden. Die Bach-Blüte Wild-Rose schenkt Ihnen neuen Mut zur Veränderung.

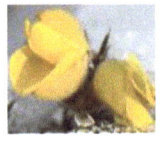
Gorse - Unterstützung und neue Hoffnung
Durch die Bachblüte Gorse erhalten Sie für dieses Vorhaben Unterstützung. Sie sorgt dafür, dass man neue Hoffnung schöpft.

Energie - Aktivierung mit Hilfe der Quantenwellen – Matrix
Sie können diese und alle anderen Tabellen und Matrixübungen einfach so im Sitzen oder im Stehen durchlesen oder gezielt aufzählen, oder nur die Frage stellen: Wie viele Informationen benötigt mein Körper aus dieser Tabelle? Dann zählen Sie: 1 – 2 – 3 – 4 – usw.
Wenn Sie die Tabelle im Stehen lesen möchten, stellen sich vor einen weichen Hintergrund (Sessel-Bett), WEIL … Sie eventuell aufgrund der Quantenwellen weiche Knie beim Lesen bekommen könnten und umfallen. Alles ist möglich, effektiv und spannend.

Mithilfe der Quantenwellen aktiviere und harmonisiere ich diese in der Tabelle enthaltenden Wörter zum höchsten Wohle meines Körpers

„aktivieren" – „installieren" – „transmutieren"

und los geht's.

Grundumsatz	Fettstoffwechsel	Wasserhaushalt
Lymphstoffwechsel	Kohlenhydratstoffwechsel	Eiweißstoffwechsel
Fettzellen reduzieren	Insulin	Glukagon
Sonder-Meridiane	Speziellen Taillenmeridian	12 Meridiane
9 Chakren	besondere Chakren 2 + 3	Leber
Bindegewebe entgiften	Nieren	Bauchspeicheldrüse
Dünndarm	Milz/Pankreas	Dickdarm
Nervensystem	HHN-Achse	Hypothalamus
Schilddrüse	Neben-Nieren-Rinde	Endokrinum
Muskelenzyme	Ernährungs-PU's Allgemeine PU's	Glaubenssätze auslöschen
Vier bzw. fünf Gehirnsysteme harmonisieren	Hypothalamus Thalamus	Hippocampus

Brauche ich sonst noch etwas, was ich noch nicht weiß?

Bachblüten: Crap Apple - Clematis – Gentian - Honeysuckle – Olive – Gorse – Willow – Wild rose

Fibonacci -Zahlen: 0-1-1-2-3-5-8-13-21-34-55-89-144

Grabovoi: Abnehmzahlen von Grabovoi - 4812412 - 1888948 –1823451 – oder andere Grabovoizahlen?

Vielleicht sind auch noch einige homöopathische Mittel aus dieser Tabelle bedeutsam.

Einzeln aufzählen oder nur fragen: „Wie viele Homöopathische Medikamente brauche ich? 1 – 2 – 3 – 4 – 5 – usw."

Adipositias Glob.	Abnehm Glob.	Argentum nitrium	ACTH
Ammonium brom. –	L- Argenin	Bluegreen Alge –	Brennnessel Tee
BVO3	Calcium.carb	Cortison	Capsicum
Cefamadar	Capsicum D4	Cellmeda	DHEA
DEIMO 18	Endokrinum Glob	Elian- Tropfen	Ent- schlackungs Glob.
Epiphyse	Ferrum met.	Fuculacca	Fucus
Graphitis	Gallen-Leber Tee	Ghrelin	Grüner Tee
Graphitis	Helianthus comp. Tbl	Hypophyse	Hypothalamus
Hausmann Komplex 86	HCG	Infikausal	Infi Chelidonium
Infireduckt	Infi Spongia	Infi hepan	Lysin
L-Carnitin –	Lecithinum	Löwe 14	Leptin
Melatonin	Magnesium	Methioninum	Natura
Omega 3+6+9	Phytolacca	Presselin MZ	Presselin WA
Phenylalanin	Spurenele- mente	Somato- tropin(STH) (plus)	Serotonin
Schüßlersalze 7/8/9/10/23	Selen	Tyrosin	Tryptophanum
Thyroidea	Vitamin C	Vanadium	Vitamin ADEK
Vitamin B 12 9-6-5-3-2-1	Vitamin D 3	Vitamin B 17+15	Zink
Mineralstoffe	Spagyrische Medikamente		andere Homöopathika

Gibt es für mich weitere Therapien zum Abnehmen wie zum Beispiel:

Allopathische Medikamente
ACAI Berry - Formoline 112 – Figuracell - Jokebe - XLS Medical - Almased - Slim esay

Brauche ich Darmbakterien?
Bactiflor – Bactiflor 10/20 - ProBio-Cult – Combi-Flora – Hulup – Heilkräuter-Rotweinessig – Dr. Wolz-Darmflora plus select - Probiotika Super 5.

Gibt es für mich weiter Therapien zum Abnehmen wie zum Beispiel:

Wie viele Akupunkturpunkte habe ich zu aktivieren (1-2-3-4-5-6 usw.) –

„aktivieren" – „harmonisieren" – „transmutieren"

und los geht's ...

Point de Mervé	Lenkergefäß 19-20	Konzeptionsgefäß 15–12-6
Herz 3	Leber 3-6-9-13	Gallenblase 28–27–26–34–41
Dickdarm 4	3E - 2-3-4-5	Dünndarm 3
Magen 25-30–36	Blase 17-20–23–31–54	Milz/Pankreas 5-6–8
Niere – 3 - 27	Meer der Energie	Weisheit der vier Götter

Ohrenpunkte: Frustration – Begierde – Aggression – Hungerpunkt – Suchtpunkt - Sonnenpunkt - Shen Men O Punkt - Darwin Punkt - Magenpunkt - Omega 1 bis 3 - Vegetativum1+2 – Essverlangen - Interferon – Thymus LTSP-(Lateralitätssteuerungs)Punkt

Ein zusätzliches tägliches Übungsprogramm, wenn man möchte.

„Synergie der vier bzw. fünf Gehirnsysteme"

Diese Matrix-Übungen „Synergie der Gehirnsysteme" und die „Herzöffnungs-Übung" sind für mich mit die wichtigsten und genialsten Übungen.

Die erste und absolut wichtigste Grund-Übung zur Heilung des Lebensweges ist:

Übung: „Synergie der vier bzw. fünf Gehirnsysteme"
1. Erster Punkt: Nacken.
2. Zweiter Punkt: Stirn oder Augen.

1. Übung
Ich lege die erste Hand auf den Hinterkopf (Emotional-Linie), die zweite Hand auf die Stirn.
Mit der „Stirnhand" ziehe ich fiktiv Gedanken, Konditionierungen, Muster der Vergangenheit, Belastungen und Informationen auf allen Ebenen des Seins mit den Machtwörtern:
   „weg" oder „ungültig" oder „Friede sei mit dir" –
   „mit Liebe und Go" – ab ins „Paralleluniversum Nr. ..."
aus dem „Kopf".

2. Übung
Ich habe die Absicht,
1. eine Synergie zwischen den alten und den neuen Gehirnsystemen,
2. zwischen der rechten und der linken Gehirnhälfte, dem Groß- und dem Emotionalhirn,
3. dem limbischen System, dem Bewusstsein und dem Unterbewusstsein und allen chemischen Substanzen, allen feinstofflichen Energien, allen Gehirnzellen
4. zu harmonisieren, zu optimieren, zu transmutieren und zu bewegen. Dazu hole ich mit der freien Hand die universelle kosmische Heilenergie.

Übrigens: Schon die Absicht organisiert die vier bzw. fünf Gehirnsysteme, d.h. Sie brauchen nur daran zu denken, dass

Sie eine Synergie erreichen möchten, und schon ist es geschehen. So ist es halt in der Quantenphysik.

„Das ganze Universum ist im Körper enthalten, der ganze Körper im Herzen. So ist das Herz der Kern des ganzen Universums."

Ramana Maharshi

„Herzenergiefeld öffnen"

1. Suchen Sie den ersten Punkt und verankern Sie die linke oder die rechte Hand.

2. Formuliere Sie Ihre Absicht: „Ich öffne das Herzenergiefeld ganz weit auf der Vorderseite und Rückseite und auf allen fünf Ebenen des Seins für: Liebe, Vertrauen, Glauben, Dankbarkeit, Mut, Vergebung, Erfolg, Gnade, Glanz, Ruhm, Macht, Wissen, Neugeburt, Fülle, Wohlstand, Reichtum, Frieden, für das ultraviolette Licht, für göttliche Energien und für alle Informationen, Geschenke und Schätze des Universums, welche für mich bereitstehen."

3. Suchen Sie den zweiten Punkt und berühren Sie mit der rechten oder der linken Hand einen Körperpunkt.

4. „Aktivieren" – „installieren" – „transmutieren".

Lasse los (z.B. durch bewusstes Ausatmen), und dann sagen Sie: „Und los geht's."
Nach dieser Herzöffnungsübung sind Sie sehr tief mit der positiven Wunscherfüllung verbunden und es können sich Lösungs-, Heilungs- und Wunschübungen anschließen.

Gestalten Sie eventuell jeden Tag diese Herzenergiefeld-Übung. Lassen Sie sie täglich in „Fleisch und Blut" übergehen. Es ist überhaupt nicht wichtig, die ganzen in den Übungen und oben angegebenen Wortsequenzen herunterzubeten. Sie wissen, Sie haben eine Absicht, und Ihr höheres Selbst wird schon wissen, was Sie dringend brauchen. Es reicht, wenn Sie sagen: *„Ich öffne mein Herzenergiefeld ganz weit ..."*

Wunschtraum Körper – Wohlfühlkörper mit den Quantenwellen herbeizaubern

1) Ich habe die Absicht, mithilfe der Quantenwellen, ein Abnehmprogramm für mich zu gestalten.

Die Gewichtsabnahme mit dem 3. Chakra

1. Übung – Suchen Sie den ersten Punkt

2. Nennen Sie Ihre Absicht und räumen Sie allen Unrat, alle Sorgen, Ihr Mangeldenken, aus dem Palast der Juwelen und werfen Sie die negative Gedankenwelt durch ein Dreieck in das Paralleluniversum Nr. … und lassen Sie alle Sorgen los und sagen:

„KOLLABIEREN"

3. Holen Sie dann die kosmischen universellen Energien aus dem Paralleluniversum und aktivieren nun den Metabolismus zum Wohle Ihres allumfassenden Seins.

„AKTIVIEREN" – „INSTALLIEREN" – „TRANSMUTIEREN"

4. und los geht's (lass los – sei bereit – atme aus).
oder

---

2) Ich habe die Absicht für mein Alter einen optimalen, perfekten Wohlfühl-Körper mithilfe der Quantenwellen zu gestalten.

Wenn ich mir nun 10 ansprechende gut geformte Körper gedanklich oder mental an die Wand stelle, die meinem Wunschtraum Körper am nächsten kommen, welcher „Body" ist für mich der optimalste?

1 – 2 – 3 – 4 – 5 – 6 – 7 – 8 – 9 – 10

Ich verbinde mich jetzt mich meinem höheren Selbst und mit der Zukunftslinie und transformiere den Körper Nr. … und los geht's.

<u>Frage 1</u>
Damit das Ganze einen Erfolg hat, fragen Sie nach, ob es in Ihrem Körper Widersacher für einen „attraktiven" Körper gibt.

Wenn ja, entfernen Sie diese Widersacher in das Paralleluniversum und sagen: *„Tschüss, auf Nimmerwiedersehen". „Ich bin nicht bereit, euch in dem Körper zu dulden. Ich habe jetzt einen für mich sehr attraktiven Körper zu meinem höchsten Wohl. WEG - LÖSCHEN - Paralleluniversum".*

Ihr Widersacher
„VERSCHWINDET – AB – geht zurück ins PARALLELUNIVERSUM NR. ... KOLLABIEREN."

Frage 2
Brauche ich zusätzliche Hilfe von den
    Heilfrequenzen 1 bis 21[23],
    Heilenergien 1 bis 13[24],
    aus der positiven geistigen Welt,
    aus dem morphischen Feld
    oder, die Grabovoi Zahl
    4 812 412, 1 888 948, 823 451,
    oder andere Zahlen aus dem Ätherfeld 67,
    oder spezielle homöopathische Mittel,
    oder besondere Abnehm-Komplex-Pillen oder, oder ...

Holen Sie dann aus dieser Liste etwas zu Ihrem Besten, zu Ihrem Wohlergehen hinzu.

Frage 3
Ist jetzt mein Wohlfühlgewicht installiert?
Wenn ja, *„In welchem Zeitabstand muss ich die Installation wiederholen?"* Reicht ein Tag oder sind es – 2 – 3 – 4 – 5 – 6 – 7 – Tage und mehr.

„Positiver Raum, positive Zeit, komm sofort aus dem Paralleluniversum Nr. ... zurück zu mir. Ich danke dir, unendliches Universum, das ich wieder in meiner Schöpfungskraft/meiner Urmatrix in der „Göttin des Lebens" bin."

---

[23] Heilfrequenzen von Dr. Bartlett leider Copyright
[24] Heilenergien Edeltraud Greuel – Buch „Matrix Healing"

Hier noch zusätzliche Tipps/Informationen, die eventuell Erfolg bringen.

„Hallo geistiger Schönheitschirurg des Universums, ich habe jetzt die Absicht den geistigen Fettabsauger für die weißen Fettzellen an meinem Po, meinem Bauch, an den Oberschenkel etc. zu aktivieren."

„Aktivieren" – „harmonisieren" – „transmutieren"

und los geht's

Besondere Affirmation

1. Ich gebe auf zu denken, dass es nicht die universelle reine Wahrheit ist, dass mein Körper die Kohlenhydrate so aufspaltet, dass die weißen Fettzellen davon überschwemmt werden, und ich dicker und dicker werde.

Ich habe die Absicht, dass sich nun die weißen Fettzellen in braune AKTIVZELLEN sofort auf dem goldenen ultravioletten Lichtstrahl wandeln. Gleichzeitig hole ich für diesen Umwandlungsprozess alle Informationen und Medikamente aus dem morphischen Feld und dem Nullpunktenergiefeld

JETZT –"Aktivieren" – "installieren" – „transmutieren"

und los geht's.

Mehrmals, bis zu dreimal am Tag, diesen Satz denken, sagen oder auch nur lesen. Viel Erfolg!

Ich schicke dem Universum

    dem Paralleluniversum
    dem Akasha-Feld
    dem morphischen Feld
    den Wunsch-Erfüllungs-Engeln
    den Multiversen eine Botschaft und sage:
               DANKE

Ein neues Geheimnis.

Dahinter verbirgt sich „CoolSculpting®". (Ohne Kommentar) Wir verhelfen Ihnen zu Ihrer Wunschfigur - ohne Spritzen, ohne Operation, ohne Ausfallzeit!

Es handelt sich dabei um eine bahnbrechende Technologie, bei der ein „Kryolipolyse" genanntes patentiertes Kühlverfahren für die schonende und gezielte Beseitigung von Fettzellen genutzt wird. Das Verfahren ist höchst effektiv, da hartnäckige Fettpolster gezielt gekühlt und Fettzellen durch den Kältereiz anschließend im Körper abgebaut werden.

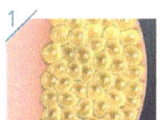 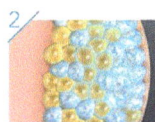 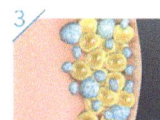 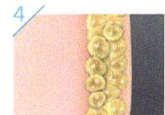

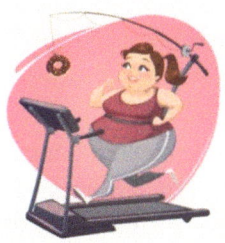 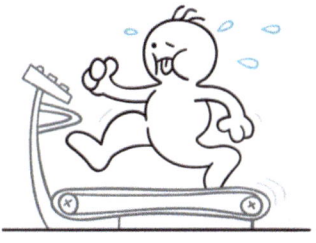

21 · Tage – ein Wellness-Kur für den Körper die ketogene Ernährung

Bereiten Sie sich auf eine Art Wunder vor.

Sollten Sie glauben, bei dieser Wellness-Kur ginge es nur darum, ein paar Tage lang auf Kohlenhydrate zu verzichten, ein paar Pfunde abzunehmen, nein! Das bedeutet keinesfalls die Ernährungsumstellung. Betrachten Sie die ketogene Ernährung wie eine Reise, bei der Sie sich auf ein neues Ziel in Ihrem Leben hin bewegen. Während dieser ketogenen Ernährung von bis 21 Tagen, und vielleicht auch länger, kann Ihnen alles wertvoller, zerbrechlicher vorkommen – ein wenig verschwommener oder klarer. Mit Sicherheit aber werden Sie das Gefühl haben, im Augenblick zu leben, der einzigen Zeit, derer wir wirklich sicher sein können.

Noch kann die Wissenschaft nicht definitiv sagen, ob und welche Lebensmittel, Nährstoffe oder Kostformen den geistigen und körperlichen Verfall aufhalten können. Doch Prof. Hallschmid von der Neuroendokrinologie Abteilung der Universität Lübeck berichtet, dass bei einer üblichen kohlenhydratreichen Kost, das Gehirn nahezu ausschließlich Zucker zur Energiegewinnung verbrennt. Störungen im Energiestoffwechsel können daher zu Engpässen in der Energiegewinnung führen. Da die grauen Zellen kaum Brennstoffreserven haben, führt ein Mangel an Energieträgern bald zu Funktionseinbußen. Der Insulintransport ins Gehirn kann nachlassen und das Insulin das durchkommt, wirkt außerdem nicht im selben Maße wie im gesunden Organismus, weil die Insulin-Signalverarbeitung in den Hirnzellen gestört ist. Über den hohen Gehalt an Glukose kann es bei empfindlichen Menschen mit empfindlichen Gehirnen zu einem metabolischen Syndrom, zu einer Insulinresistenz kommen.

Und da Sie derzeit in dem Bericht über ketogene Ernährung gelesen haben, wie wichtig Fett für das Gehirn und das Herz sind, haben sie jetzt noch einen Pluspunkt mehr gewonnen zur Verwirklichung Ihres Planes.
„Was gut für das Herz ist, ist auch gut für das Gehirn"[25]

Einige neue Rituale

Zu den positiven Aspekten der 21-Tage-Wellness-Kur gehört, dass Sie in der Lage sein werden, Ihr Leben durch neue, bessere Ernährungs-Rituale zu bereichern. Ausdauer, Tatkraft und Liebe lassen die täglichen Rituale zu mehr als bloßen Gewohnheiten werden. Ich bin der festen Überzeugung, dass jeder Mensch eine einzigartige Bestimmung hat. Vielleicht kennen Sie Ihre Bestimmung bereits, vielleicht machen Sie sich erst jetzt auf die Suche nach dem Sinn Ihres Lebens. Wo auch immer Ihre Reise Sie hinführen wird, ich weiß, dass Disziplin und neue Rituale Ihnen helfen werden, den Weg zu Ihrem Innern zu finden.

Die Ernährungsumstellungstage geben Ihrem Körper die Möglichkeit, wirksame und bedeutungsvolle Schöpferkraft zu erschaffen, die Ihnen nicht nur während der Zeit der Ernährungsumstellungstage einen Halt geben, sondern Sie auch noch lange danach in Ihrem Alltagsleben begleiten werden.

Das Rituale der Stille

In der Zeit und in der Welt, in der wir leben, ist Stille ein wahrer Segen. Ein Ritual einzuführen, das es Ihnen erlaubt, jeden Tag bestimmte Zeiten der Stille zu finden, ist unabdingbar, um die Verbindung zu größeren Zusammenhängen herzustellen. Die Erschaffung wahrer Stille wird Ihnen helfen, sich mit Ihrer inneren Energie zu verbinden und die Leinwand, auf der Ihr Leben abgebildet ist, sichtbar werden zu lassen.

---

[25] Zwei amerikanische Alzheimerforscher, Rudolph Tanzi und Ann Peterson, brachten es auf den Punkt.

Stille besitzt für mich eine beruhigende Kraft. Sie nimmt alle Worte auf, die bedeutenden wie die leeren, vermischt sie miteinander und scheidet dann aus, was wir nicht benötigen. Wenn man dann wieder zum Sprechen bereit ist, klingt die Stimme ruhiger, reiner und ausgeglichener.

Wie Wasser die Organe und das Gewebe reinigt, klärt die Stille die Psyche, indem sie all unsere inneren Räume umhüllt, in denen noch Schreie, Zorn, Weinen und Schmerz ist. Die Stille schaukelt uns in den Schlaf, sie singt dem ganzen Körper ein Wiegenlied, das Frieden und Ruhe vermittelt. Man fühlt sich, als ob man einen Sonnenuntergang beobachten würde.

Wenn Sie die Augen schließen, um still zu werden und den Körper zur Ruhe kommen zu lassen, werden Sie wahrscheinlich zunächst die Erfahrung machen, dass in Ihrem Kopf ein Film abzulaufen beginnt. Es ist außerordentlich wichtig, dass sie diesen Film nicht unterbrechen. 5 Minuten absoluter Ruhe bringen schon den Einklang zur Stille zwischen Körper – Geist – Seele.

Vorbereitungen

Bevor Sie mit der Ernährungsumstellung beginnen, müssen Sie im Kopf eine Generalprobe durchlaufen, umso geistig und emotional vorbereitet zu sein. Auch der Körper muss sich auf die ketogene Ernährung einstellen. Außerdem sollten Sie nur wohltuende Freunde und Kollegen in Ihre Pläne einweihen. Warum: Nun ja, es gibt viele Miesepeter, Schlecht-Wetter-Propheten und Neider. Und schließlich haben Sie sich auch noch um eine Reihe praktischer Dinge zu kümmern, denn die Ausrüstung für Ihre Abenteuerreise muss zusammengestellt werden.

Dazugehört, dass Sie eine Liste mit den Gegenständen erstellen, die Sie benötigen. So planen Sie bestens Ihre Einkäufe, um mit Kräutern, Obst, Ölen, Gemüse, Käse, Fisch,

Fleisch oder anderen eiweißhaltigen Lebensmitteln sowie Getränken versorgt zu sein.

Falls Sie Familie haben, können Sie alle Familienmitglieder wunderbar mit einbeziehen. Kinder zum Beispiel können ohne weiteres abends zu Ihrem Essen Kohlenhydrate essen. Erwachsene, die etwas zur Gesunderhaltung der Lebensqualität beisteuern möchten, sollten aber am Abend auf Kohlenhydrate verzichten.

Einkaufen

Sobald Sie sich mit dem gesamten Programm vertraut gemacht haben, stellen Sie eine Liste mit allen Dingen auf, die Sie für die Wellness-Kur benötigen und planen so Ihre Einkäufe.

Füllen Sie jetzt den Kühlschrank auf, damit Sie sich nicht vor den vollen Regalen Ihres Supermarktes wiederfinden. Ersparen Sie es sich, Ihre besondere Zeit mit Einkaufen zu vergeuden.

Schaffen Sie eine angenehme Atmosphäre

Lernen Sie, Ihre Nahrung, besonders die guten Fette zu lieben

Fürchten Sie immer noch, Sie könnten die 21 Tage nicht durchhalten? Machen Sie sich Sorgen, dass Ihr Körper nicht ausreichend versorgt wird? Dann beobachten Sie sich im gedanklichen Check up, wie viele ausgezeichnete, gesunde Nährstoffe Sie Ihrem Körper mit dieser ketogenen Ernährung zuführen werden. Prägen Sie sich das Bild gut ein. Vergegenwärtigen Sie sich, dass es bei diesem Programm nicht ums Verhungern geht, sondern um die Schöpfung Ihres neuen Lebens.

Das erste, was Sie lernen loszulassen, ist das morgendliche Essen und das „festgefahrene" Essen. (Brötchen, Kartoffeln, Reis, Nudeln, Soßen mit Mehl, Marmelade, Süßigkeiten, Kuchen). Für manche Menschen mag darin die

Hauptschwierigkeit liegen, während anderen der Verzicht auf Kohlenhydrate außerordentlich leicht fällt. Ergründen Sie deshalb jetzt, was Ihnen Essen wirklich bedeutet. Wie werden Sie sich fühlen, wenn Sie ein paar Tage auf Ihre Lieblingsspeisen verzichtet haben? Wie zum Beispiel das altbekannte Frühstücksritual, die erste Tasse Kaffee, das schön belegte Toastbrot oder Brötchen mit Marmelade. Jetzt verschwindet vielleicht das Brötchen zum Frühstück unter die Tischkante und statt dessen trinken Sie einen Eiweißshake, oder nehmen ein Quarkmüsli mit Haferflocken, Kokosflocken, Heidelbeeren, Himbeeren, Leinöl zu sich, oder ein Omelette mit diversen Käsescheiben. Der Tisch ist eiweißhaltig gedeckt. Falls es Ihnen wirklich schwerfällt auf die gute Scheibe Brot zu verzichten, genehmigen Sie sich ½ - 1 Scheibe Brot. Es gibt im Anhang Rezeptvorlagen mit Brot. Aber bitte nur 50g pro Tag und wirklich nur bis 18.00 Uhr.

Gerade jetzt ist es an der Zeit, sich von diesen alten Gewohnheiten zu verabschieden mit dem Vertrauen, ich kann jeder Zeit wieder zu meinem alten Leben zurückkehren. Dementsprechend werden und können Sie für Ihr neues Leben immer wieder neue Entscheidungen treffen.

Veränderungen wollen wir alle nicht so gerne um uns herum haben, Veränderungen machen uns auf eine Art und Weise ängstlich und doch verändern wir uns tagtäglich, ohne dass wir es bewusst wahrnehmen.

Die neue Ernährung bringt Ihnen denkbar ein neues „Bewusstsein" zurück. Einfach loslassen und es ist interessant, dass das Leben um Sie herum weitergeht. Vielleicht, bestimmt sogar mit wesentlich mehr Schwung, mehr Energie und mehr Tatkraft.

„Ich lasse los, ich halte nicht fest" ist ein täglicher Satz in meinem Leben geworden.

Anhang – Ernährung

Noch einmal: Kalorienaufnahme ist nicht gleich Kalorienverbrennung. Es kommt darauf an, wie der Köper die Nahrung zum höchsten glücksbringenden Wohle aufspaltet. Vor allen Dingen dürfen Sie sich nicht kasteien. Denn es ist bekannt, dass die absolute Reduktionskost Ihren Stoffwechsel an die Wand fährt, d.h. der Grundumsatz rutscht tiefer und tiefer.

Mit meiner kleinen Auswahl von erprobten Rezepten können Sie sofort durchstarten. Auch wenn Sie nun das Gefühl haben, dieses Abnehmsystem kann nicht wirken, weil Kohlenhydrate in der Auswahl vorhanden sind, stimme ich Ihnen in gewisser Weise zu. Nur jetzt kommt mein ABER ... Diese Rezepte sind bewährt, und die Teilnehmerinnen haben bis zu 9kg in 4-6 Wochen verloren.

Haben Sie nun einmal Geschmack an dieser doch sehr leckeren und wirklich erfolgreichen „Ernährung-Fitness-Lebensfreude" Diät gefunden, schmökern Sie im Internet, in den vielen Low carb Rezept-Büchern oder auf den Facebook Seiten. Sollten Ihre psychologischen Umkehrungen Sie auf einen anderen Pfad führen wollen, schicken Sie sie erfassbar ins ferne All, mit den Worten „Löschen-Löschen-Löschen" „WEG-WEG-WEG".

Kurzer Hinweis: Das Besondere an diesem Diätplan ist, dass eine Kalorienzählung – eine Punktezählung völlig unnötig ist.

<u>Frühstück</u> – Die Ernährungsapostel möchten uns einreden, dass ein Frühstück total gesund und für den Energiehaushalt des Tages absolut wichtig ist. Wenn Sie morgens nicht frühstücken können, aus welchen Gründen auch immer, dann entscheiden Sie sich, es nicht zu tun ohne ein schlechtes Gewissen zu haben.

Der Mensch der Blutgruppe 0 ist „eigentlich" ein Frühstücksmuffel. Sein Frühstück besteht am frühen Morgen „ursprünglich" nur aus einem Apfel, und erst gegen 10 Uhr bis

11 Uhr verlangt der Körper nach einem Stück Brot. Müsli mit Banane, mit Milch, mit Joghurt gehören „ursprünglich" auch nicht zum Ernährungsprogramm eines Blutgruppen O Menschen.

Frühstück mit Müsli	Frühstück mit Ei
100g Naturjoghurt oder 30 % Quark evtl. laktosefrei 1 Beerenobst nach Wahl 1 Eßl. Haferflocken 1 Eßl. Kokosflocken Etwas Leinöl Etwas Zimt und Ahornsirup	1 Scheibe Brot ½ Teel. Butter oder Kokosöl 1 weichgekochtes Ei 40g Kochschinken
Käse und Marmeladenbrot	**Brot mit Honig**
½ Scheibe Brot mit Käse ½ Scheibe Brot mit Marmelade 1 Teel. Butter oder Kokosöl 1 Mandarine	1 Scheibe Brot deiner Wahl 50g Quark (von Mager bis Fett) ½ Teel. Honig 1 geraspelte Möhre 1 zerteile Mandarine
Bauernbrot mit Käse und Mango	**Makrelenbrot**
½ kleine Mango 2 Blätter Salat 1 Scheibe Bauernbrot 2 Teel. Mango-Chutney 2 Scheiben Appenzeller oder anderen Käse	1 Brot deiner Wahl 1 Teel. Meerrettich 2 Salatblätter 1 Lauchzwiebel ½ rote Paprika 50g geräucherte Makrele
Früchte-Müsli - vegetarisch	Nüsse und Mandeln in einer Pfanne ohne Fett rösten dann heraus nehmen und abkühlen lassen und zum Joghurt geben. Alle anderen Zutaten mit dem Joghurt verrühren, den Apfel schälen, kleinschneiden und dazugeben.
20g Haselnüsse oder Mandelblättchen 250g Joghurt 20g Cranberrys oder andere Trockenbeeren 1 Apfel – 2 Eßl. Haferflocken	

Rührei mit Lachs 1 Eßl. saure Sahne Kräuter und Gewürzsalz 1 Tl. Butter oder Kokosöl 1 Scheibe Räucherlachs 1 Scheibe Brot 6 Radieschen Schnittlauch	**Brot mit Roastbeef** 1 Scheibe Brot ½ Tl. Remoulade 1 Scheibe Roastbeef ½ Papaya
Pumpernickel mit Avocado-Creme 1 kleine reife Avocado ½ Tl. Senf Saft einer Zitrone 1 Msp. Muskatnuss Salz und Pfeffer 1 – 2 Scheiben Pumpernickel oder eine andere Scheibe Brot.	Avocado halbieren und entkernen, lösen Sie das Fruchtfleisch aus der Schale und zerdrücken Sie es mit einer Gabel in einem Schälchen. Vermischen Sie die Avocadomasse mit Senf, Zitronensaft, Muskatnuss, Salz und Puffer. Streichen Sie die Creme auf die Brotscheiben.
Salate - können für 2 Tage zubereitet werden. In vielen Gerichten bestimmt ein Apfel die geschmackliche Zutat. Da ich weiß, dass es auch Intolerantien zum Apfel gibt, empfehle ich den Santana Apfel, (allergiefrei). Er ist im Herbst wieder auf dem Markt	Bitte bei allen Gerichten und auch sonst kein **JODSALZ** nehmen. Die Schilddrüse könnte und kommt aus dem Tritt. Wichtig: Auch bei allen zubereiteten Gerichten, sich nicht unbedingt fest an der angegebenen Grammzahl oder Stückzahl (1 Möhre) festhalten.
Möhrensalat mit Apfel 2 Möhren ½ Apfel 1 Blatt Kopfsalat 1 Tl. Olivenöl 2 Eßl. saure Sahne 1 Tl. Zitronensaft Etwas frischer Kerbel, Pfefferminzblätter oder Zitronenmelisse	**Rote-Bete-Frischkost** 3 Eßl. saure Sahne 1 Eßl. Zitrone- oder Orangensaft 1-2 Teel. frisch geriebener Meerrettich oder aus dem Glas 1 kleine Rote Bete 100g 1 kleiner Apfel 1 Blatt Kopfsalat ½ Orange – Walnüsse

Gurkensalat	**Bauernsalat**
3 Eßl. saure Sahne 1 Tl. mittelscharfer Senf 1 Tl. Obstessig Kräutersalz Frisch gemahlener Pfeffer nach Geschmack 1 kleine Salatgurke 1 Blatt Kopfsalat 1 Tl. Dillspitzen	2 Eßl Maiskörner Frisch oder tiefgefroren ½ Kopfsalat ½ rote Paprika 1 kleine Zwiebel 4 schwarze Oliven ½ Knoblauchzehe Der Bauernsalat passt zu vielen Gerichten mit Brot
Traubensalat	**Papaya – Käsesalat**
Je 80g weiße und blaue Trauben ½ Apfel 1 Zitronensaft 100g Quark (Mager bis Fett) 1 Eßl. Apfeldicksaft, Mandelblättchen	1 kleiner Apfel 1 Papaya 200g 50g Edamer Saft einer Orange – 6 Walnüsse 1 Tl. Ingwer (wer mag) 1 Eßl Olivenöl oder Walnussöl
Bunter Reissalat	1 Eßl. Olivenöl 1 Eßl. Zitronensaft 1 Prise Kräutersalz und frisch gemahlener Pfeffer 1 Tl. frisch gehackte Kräuter
Je 2 Eßl. Maiskörner und Erbsen frisch oder tiefgefroren 1 gehäufter Eßl. gegarter Reis 1 kleine Zwiebel ½ rote Paprikaschote 1 Blatt Kopfsalat	
Zucchinisalat	**Avocadosalat**
½ kleine Zwiebel 1 Eßl. Olivenöl 1-2 Tl. Obstessig Je ½ Teel. gehacktes Basilikum und Senf Je 1 Prise Kräutersalz Getrockneter Oregano Knoblauchpulver (wer mag) Frisch gemahlener Pfeffer 1 Zucchini ca. 150g Einige Blätter Radicchiosalat 4-5 Frische Basilikumblätter	1 Salatblatt Je 1 kleine reife Avocado Zwiebel und Tomate 1 Tl. Obstessig 1 Prise edelsüßes Paprikapulver Meersalz und Pfeffer abschmecken

Apfelrohkost mit Hühnerbrust 1 Scheibe Knäckebrot 1 Tl. Tomatenmark 1 Tl. Kokosöl 150g Hühnerbrust 2 Möhren 1 Apfel 2 Eßl Zitronensaft 2 Eßl Gemüsebrühe 1 Salz Pfeffer, Cayennpfeffer, frische Kräuter 1 Eßl. Sonnenblumenkerne 1. Scheibe Toastbrot mit	Tomatenmark oder Kokosöl bestreichen. Die Hühnerbrust in Scheiben schneiden und die Scheibe Knäckebrot damit belegen. 2. Möhren und Apfel raspeln und mit Zitronensaft und Gemüsebrühe mischen. Gehackte Kräuter und 1 Eßl Sonnenblumenkerne darüber streuen.
Kohlrabirohkost ½ Eßl. Olivenöl 1 Tl. gemahlene Haselnüsse oder auch Mandeln 2 Eßl. saure Sahne 1-2 Tl. Zitronensaft 1 Kohlrabi ca. 150g ½ Apfel, 1 Tl. Dillspitzen	**Nudelsalat** 75g gekochte Nudeln ½ Apfel 1 Scheibe Käse 1 Tl. Senf 1 Tl. Olivenöl 3 Eßl. Gemüsebrühe Salz, Pfeffer, viel frische Kräuter (TK-Kräuter) 1 Gewürzgurke
Brokkoli Flan für 4 Personen 1 kg Brokkoli Salz - Pfeffer 6 Eier 100g geriebenen Emmentaler 200g Schmand geriebene Muskatnuss 1 Tl. Olivenöl 1 l Salzwasser aufkochen und den Brokkoli 2 Min. sprudelnd kochen. Abtropfen lassen. Die Eier in eine Schüssel aufschlagen, schaumig rühren. Schmand und Emmentaler unterrühren, würzen. Backofen vorheizen. Eine	flache Auflaufform kurz im Backofen erhitzen und mit dem Öl ausstreichen. Den Brokkoli in die Form geben. Schmand-Creme darüber verteilen und etwas 15 Min. knusprig goldbraun backen.

Grünes Taboulé

200g grüner Blumenkohl, oder Brokkoli
2 Stängel Petersilie
2 Stängel Minze
1 Knoblauchzehe
½ - 1 Eßl. Zitronensaft
½ Eßl. Walnussöl
½ Tl gemahlener Kreuzkümmel
Kräutersalz/Pfeffer
125g Kirschtomaten
1/2 gelbe Paprika
½ rote Zwiebel

1. Blumenkohl, oder Brokkoli waschen, putzen und in kleine Röschen teilen. Kräuter abbrausen und trocken schütteln, Blättchen von den Stängeln zupfen. Den Knoblauch schälen, groß würfeln. Alles im Blitzhacker feinbröselig zerkleinern.
2. Die Kohl-Kräuter-Brösel in einer Schüssel mit ½ Eßl. Zitronensaft, dem Walnussöl und dem Kreuzkümmel mischen. Alles mit Salz, Pfeffer, Zitronensaft und Agavendicksaft abschmecken.
3. Die Tomaten waschen und in dünne Scheiben schneiden, Paprikaschoten putzen und waschen, die Zwiebeln schälen, beides klein würfeln. Das Gemüse mit dem Taboulé mischen, auf den Tellern verteilen.

Apfelsalat

2 Äpfel
2 Zwiebeln
50g Mandelstiftehen
Kräuter
2-3 Eßl. Zitronensaft
Salz, Pfeffer

Äpfel in kleine Stück schneiden, Zwiebeln abziehen und klein würfeln.
Alle Zutaten miteinander vermischen, würzen und gut abschmecken.
Nach Belieben noch Feldsalat hinzufügen.

Gute Beilage zum Steak

Feldsalat mit Pilzen und Feigen

50g Champignons
2 frische Feigen
5og Feldsalat
2 Eßl. Zitronensaft
1 Tl abger. Zitronenschale, Salz & Pfeffer
¼ Tl Senf, 1 El Öl
(1 Scheibe Vollkornbrot)

Pilze feucht abreiben, in Scheiber teilen. Feigen abbrausen, achteln, Feldsalat verlesen, waschen, putzen, trocken schleudern. Alles auf einen Teller anrichten.
Zitronensaftschale, Salz, Pfeffer, Senf, und Öl zu einem Dressing verrühren, über den Salat träufeln.
Mittags mit Brot, abends mit einem kleinen Stück Fleisch oder nur so essen.

Champignon Tomatenbrot

1 Scheibe Brot nach Wahl
Je 1 Teel. Butter oder Kokosöl
1 Tomate
Je 1 Prise getrockneter Oregano und Kräutersalz
1 Scheibe Emmentaler (35g)
2 große Champignons

Brotscheibe toasten, mit Butter oder Kokosöl bestreichen, Tomate in Scheiben schneiden und auf das Brot legen, mit dem Oregano und dem Kräutersalz würzen, Den Käse darauflegen. Champignons vierteln leicht würzen das Brot damit belegen. Den Toast in den geheizten Grill kurz überbacken bis der Käse schmilzt.

Toast-Ecken leichte Kost

½ kleine gelbe Paprika
1 Tl. Pinienkerne
1 Sch. Toastbrot nach Wahl
ca. 30g
Frischkäse
Salz/Pfeffer
Basilikumblätter

Paprikaschoten waschen, kleinschneiden. Pinienkerne ohne Zugabe von Fett leicht rösten. Brot toasten. Die Hälfte mit Käse bestreichen, salzen und pfeffern. Mit Paprika und Pinienkerne belegen. Die Ecken zusammenklappen.

Champignonsalat

125g Champignons
1 kleine Möhre
1 Scheibe frische Ananas (oder Dose)
Einige Trauben
1 Blatt Kopfsalat
1 Tl. Zitronensaft

2 Eßl. saure Sahne
1 Teel. Tomatenketchup
Je 1 Prise frisch gemahlener Pfeffer - Kräutersalz
1 Tl. Kresse oder frisch gehackte Petersilie
1 Tl. Sonnenblumenkerne
Einige Tropfen Apfeldicksaft

Puten-Paprikasalat

50g Eisbergsalat
125g rote und gelbe Paprika
30g Sojasprossen
½ kleine Zwiebel
Knoblauchzehe
100g Putenfleisch
Butter oder Öl zum Braten

Eisbergsalat waschen, abtropfen lassen auf eine Teller anrichten. Paprikaschoten fein schneiden. Sprossen abspülen und abtropfen lassen. Zwiebeln und Knoblauch abziehen.
Putenschnitzel in einer Pfanne erhitzen und knusprig anbraten. Zum Schluss Zwiebeln, Knoblauch, Paprika und Sprossen zufügen. Würzen.

Scharfer Tomaten-Salat

für 4 Personen (nur wer gerne scharfes essen mag)

8 Tomaten
1 Kopf Blattsalat
2 Schalotten
2 Knoblauchzehen
1 Handvoll Koriander,
   Meersalz, Pfeffer
½ Teel Sambal Oelek
2 Eßl. Balsamico
3 Eßl. Olivenöl

1. Tomaten waschen, trocken reiben und anschließend vierteln (grünen Stielansatz dabei entfernen)
2. Blattsalat waschen, verlesen, trocken schleudern. In mundgerechte Stücke zupfen
3. Schalotten abziehen und in dünne Ringe schneiden, Knoblauch abziehen und durch pressen, Koriander fein hacken.
4. Essig und Öl verschlagen. Mit Salz, Pfeffer und Sambal Oelek würzen, Knoblauch und Koriander unterheben und mit den vorbereiteten Zutaten kurz durchziehen lassen.

Staudensellerie-Garnelen-Pfanne für 2 Personen

400g Staudensellerie
2 Schalotten
1 mittelgroßer Apfel
2 Eßl Zitronensaft
150g rohe Riesengarnelen (frisch oder tiefgekühlt
Olivenöl, Salz, Cayennepfeffer, bis zu 200ml Hühnerbrühe oder normale Brühe, Apfeldicksaft

1cm breite Scheiben schneiden. Schalotten schälen, feinwürfeln, Apfel in dünne Scheiben schneiden und sofort mit Zitronensaft beträufeln.
Öl in der Pfanne erhitzen, Garnelen unter Wenden darin 2-3 Minuten braten. Herausnehmen und mit Salz und Cayennepfeffer würzen. Sellerie und Schalotten im restlichen Bratfett andünsten und mit der Brühe ablöschen und ca. 4 Minuten einkochen lassen. Garnelen hinzugeben und kurz erhitzen. Abschmecken mit den Gewürzen.

Eine warme Mahlzeit immer mit Gemüse, Fleisch, Omelette etc. aus der grünen Liste zu bereiten.
Andünsten oder braten in Ghee, Olivenöl oder Kokosöl. Besteht Bedarf auf Bananen, ruhig essen. Sollte der Hunger auf Süßes nicht verschwinden, zwischendurch genussvoll ein Stück Zartbitter-Schokolade essen.

Zum Abendessen: Bitte nur eiweißhaltige Kost, Steak - Fleisch besonders für Blutgruppe O, Gemüse und Salat essen. Gemüsebeilagen wie z.B. Möhren, Erbsen, Mais, Kürbis sind für die Abendmahlzeiten nicht sinnvoll	In den Salatrezepten ist häufig von Reis oder Nudeln die Rede. Hier bitte **genau** die Menge beachten. In meinem von mir vorgenommenen Abnehmzyklus sind alle Gerichte erprobt und die Gewichtsreduzierung ohne Hungern war sensationell.

Tipp: Hackfleischbällchen werden mit Quark statt Brötchen vermischt.

Tofu – wer mag - ist übrigens auch eine sehr leckere Eiweißration.

Sättigungsbeilagen wie zum Beispiel Kartoffeln, Reis, Nudeln nur ganz wenig oder meiden: Wenn es geht, nur 2 x täglich Kohlenhydrate essen, da es im Darm vielleicht ein Insulin-intolerantes-resistentes Verhalten gibt. Diese Hinweise sind nicht bindend; aber eventuell nützlich. Im Prinzip können Sie in Ihren Rezepten kramen, da Sie ja jetzt genau wissen, welche Nahrungsmittel einen positiven Einfluss im Abnehmzyklus haben.

Wie komme ich aus der Stoffwechselfalle heraus?

In der Stoffwechselfalle fällt das Abnehmen schwer. Wie heißt es so schön: "Es tut sich nichts!"

In dieser Phase heißt es, die Kohlenhydrate ganz weit weg aus dem Gesichtsfeld legen. Und für eine Weile vollständig auf Kohlenhydrate in Form von

- Reis – Brot – Müsli - Kartoffeln,- Nudeln - Süßes
- Softgetränke

verzichten und dafür reichlich Gemüse und Eiweiß zu sich nehmen, soviel wie man möchte. Wenigstens 3 Mahlzeiten pro Tag.

Falls die Verdauung ins Stocken gerät, könnte es sich vielleicht um eine Firmicutes oder auch um eine Candida-Belastung handeln. Falls diese Probleme auftauchen sollten, ist es vielleicht angezeigt, ein von mir angegebenes Darmpräparat zu nehmen.

So schmeckt es Leicht und Lecker ohne Kohlenhydrate

MORGENS
- Joghurt mit Früchten, Nüssen
- Käse mit Obst
- Aufschnitt mit Gemüse und Salat
- Ei mit Gemüse als Rührei, Spiegelei oder auch gekochtes Ei. Greife ruhig zu bei krossem Speck und Schinken und genieße die Avocado, den selbstgemachten Quarkaufstrich und die Tomaten, vielleicht auch als scharfen Salat.

ZWISCHENDURCH (NICHT UNBEDINGT)
- Natur-Joghurt mit Obst,(Griechischer Joghurt)
- Gemüse zum Naschen
- Nüsse
- 1-2 Stücke Obst nach Wahl

MITTAGS UND ABENDS
- Fleisch, Fisch, Käse, Eier, Tofu, gedünstetes Gemüse
- oder Salat mit Essig-Oliven-Öl Dressing

Grün – Orange – Rot – Eine Ernährungsliste nach William Banting. Es ist die erste kommerzielle Diät die 1862 von William Banting entwickelt wurde. Er gilt als der Vater der Low carb Diät. Sie ist seit über 150 Jahren bekannt.

1862 begann Banting, der zu dieser Zeit ein unverhältnismäßiges Übergewicht aufwies, das verbunden war mit starken gesundheitlichen Einschränkungen, seine Ernährung umzustellen. Eine speziell kohlenhydratarme **Diät** wurde vom Londoner Arzt William Harvey zusammen mit William Banting entwickelt. Damit nahm er innerhalb eines Jahres etwa 23kg ab. Die Ernährung bestand vor allem aus Fleisch und absolut wenig bis gar keine Kohlenhydrate.

Auf meiner familiären Südafrikareise im Jahr 2014 stieß ich auf die Banting Diät. Verwandte, Freunde, Bekannte berichteten von Ihren neuen Ernährungserlebnissen. Banting-Banting überall in aller Munde. Mir wurde von phantastischen Gewichtsverlust, ohne zu hungern und von einer unglaublichen neuen Lebensenergie berichtet. Selbst in Restaurant konnte ich Banting Gerichte bestellen. Auch auf dem besuchten Folklorefestival gab es Banting Gerichte. Die Menschentraube vor dem Imbissstand … war unglaublich und außerordentlich lang. Für mich beeindruckend und es hat mich neugierig gemacht. Wissbegierig habe ich mich auf die Suche nach dem Buch - Banting Diät - gemacht.
Tim Noakes Buch – „Real Meal Revolution" – ausverkauft.

Über Umwege bin ich dann doch noch an das Buch gekommen. Ich war entflammt, und habe mich voller Eifer mit den neuen Kochkünsten vertraut gemacht.
    Ich reiche Ihnen nun jetzt die Ernährungsliste mit den wundervollen Banting Worten:
„Diese Liste zeigt Ihnen einen schönen harmonischen Verlauf für Ihr Leben, den Sie mit der neuen Ernährung positiv gestalten können."

Grün heißt - wie im Straßenverkehr fahren.

Orange bedeutet Achtsam und Vorsichtig sein. Gerade diese Kohlenhydrate aus der Liste Orange können Fruktoseintoleranz verursachen und metabolische Stoffwechselstörungen auslösen. Es wird empfohlen aus dieser Liste nur geringe Mengen zu sich zu nehmen. Pro Tag ein Nahrungsmittel.

Rot bedeutet Stopp oder aber nur in Ausnahmefällen. Es wird empfohlen, die Nahrungsmittel nur selten oder in beschränktem Mengen zu essen, besonders wenn man Gewicht verlieren möchte.

Grün ist die Liste, wo es heißt, hier kannst du alles essen, ohne dich um Kalorien und Kohlenhydrate etc. zu kümmern (All-you-can-eat – Liste). Zwar sind übermäßige Proteine (Eiweiße) nicht zu empfehlen. Banting empfiehlt eine moderate Menge an tierischem Eiweiß zu jeder Mahlzeit.

Achtung: Wenn Sie abnehmen möchten, so heißt es auch in der grünen Liste, esse Sie nur, wenn Sie hungrig sind und stoppen Sie, wenn Sie ein Sättigungsgefühl erreicht haben. Die Größe und Dick der Handfläche ohne Finger ist ein gutes Maß für eine Portion von tierischem Eiweiß.

Grüne Liste	
Alle Eier	Sonnenblumenkerne
Alle Fleischsorten, Geflügel und Wild Achtung: Blutgruppe A	Walnüsse
Alle natürlichen Wurstwaren (Speck, Parmaschinken, Coppa-Mortadella etc.)	Süße: Erythitol Granulat
Alle natürlichen Wurstwaren (Salami, Chorizo etc.)	Stevia Pulver
Alle Innereien	Xylitol Granulat
Alle Meeresfrüchte (außer Schwertfisch und Fische mit hohem Quecksilbergehalt)	Alle grünen Blattgemüse (Spinat, Kohl, Salat etc.)
Kraftbrühen	Gemüse
Molkereiprodukte - laktosefrei	Gemüse über den Boden gewachsen
Weichkäse	Artischockenherzen
Hüttenkäse	Auberginen
Creme	Spargel
Frischkäse	Avocados
Griechischer Joghurt	Brokkoli, Rosenkohl, Kohl
Vollmilch	Blumenkohl, Lauch, Oliven
Hartkäse	Kürbis, Radieschen, Sauerkraut, Frühlingszwiebeln, Tomaten
	Zwiebeln, Paprika
Fette	**Nüsse und Samen**
alle ausgelassenen tierischen Fette	Mandeln
Avocado Öl	Leinsamen kann schnell ranzig werden und ist dann toxisch,
Butter	Pinienkerne
Käse mit natürlichen hohen Fettgehalt und reifer Käse, der nicht bearbeitet wurde	Kürbiskerne
Olivenöl	Kokosöl

Ghee	Macadamia-Öl
Entenfett	Schmalz
Mayonnaise nur Vollfett	Aromen und Würzmittel
Alle Aromen sind in Ordnung, wenn sie kein Zucker und keine Konservierungsstoffe enthalten.	

Orange Liste Sie setzt sich zusammen aus Bestandteilen, die zwischen 6 g und 25 g Kohlenhydrate pro 100g liegen	**Orange Liste**
1 ½ Tassen Äpfel	1 Tasse Ananas in Scheiben geschnitten
1 kleine Banane	4 Pflaumen
3.5 Tassen Blaubeeren	½ Granatapfel
1.5 Tassen Heidelbeeren	4 Kaktusfeigen
1 Tasse Kirschen süß	2 Quitten
3 Clementinen	2 Tassen Himbeeren
1.5 Tassen Stachelbeeren	25 Erdbeeren (Allergie ?)
3/4 Tasse Trauben grün	2 Tassen Wassermelonen
2 Guaven	3 Kiwis (Allergie ?)
18 Litschis	1 Tasse Mangos in Scheiben geschnitten unter
2 Nektarinen	2 Orangen
2 Pfirsiche	1 Birnen
6 Cashews	1 Kastanien
1 Teel. Honig	1.5 Tassen Butternut
0.5 Tassen Süßkartoffeln	5 Karotten

Rote Liste In dieser Liste sind alle Lebensmittel enthalten, die nach Möglichkeit zu vermeiden sind, da sie entweder toxisch (z.B. Samenöle, Soja) oder zu Kohlenhydratreich sind. (z.B. Kartoffeln, Reis, Nudeln.)	**Rote Liste** **Fette** Alle Kernöle wie zum Beispiel Distel-Sonnenblumen-Raps-Traubenkern-Öle. Sie sind eventuell (speziell) ungeeignet für die Mitochondrien (Sie verursachen freie Radikale).
Backwaren	Gezuckerte oder kommerziell eingelegte Lebensmittel mit Zucker
Alle Mehle aus Getreide –	Malz

Weizen-Mehl, Maismehl, Roggenmehl, Gerstenmehl, Erbsenmehl, Reismehl usw.	Zucker
	Marinaden + Salatdressing industriell hergestellt
Alle Formen von Brot	Süßigkeiten
Alle Körner – Weizen, Hafer, Gerste, Roggen, Amaranth, Quinoa, Dinkel	Sirup jeglicher Art
Bohnen getrocknet	Hydrierte oder teilhydrierte Öle, einschließlich Margarine, Pflanzenöle, Pflanzenfett
„Paniert" oder behandelte Lebensmittel	**Obst + Gemüse**
Frühstück mit Cerealien, Müsli, sowie Müsli jeglicher Art	Fruchtsäfte jeglicher Art
Buchweizen	Gemüsesäfte - ausgenommen
Kuchen - Kekse, Konfekt	alle, die auf der Grünen Liste stehen und hausgemacht sind)
Cracker, Cracker-Brot	Fettfreie Produkte wie z.B. du darfst oder fettreduziert
Corn-Artikel – Popcorn, Polenta, Mais, Couscous	
	Generell alle Fast-Food Produkte
Hirse	Alle verarbeiteten Lebensmittel
Pasta, Nudeln	Alle Lebensmittel mit Zusatz von Zucker, wie Glucose, Dextrose etc.
Reis ??	**Fleisch**
Reiskuchen	Vegetarische Proteine wie Sojabohnen
Verdickungsmittel, wie Soßenpulver, Maisstärke oder Brühwürfel	Fleisch mit übermäßigen Zucker haltbar gemacht
Bier, Apfelwein	Wiener Würstchen, Frühstücksfleisch
Kohlensäurehaltige Getränke ??, Softdrinks	**Gemüse**: Rote Beete ???, Hülsenfrüchte, Pastinaken, Erdnüsse, Erbsen, Kartoffeln (regelmäßig),
Diätgetränke	Fettfreie Produkte wie z.B. du darfst oder fettreduziert
Milchprodukte wie z.B.	Puddings - Eis
Streichkäse, ,	Fettreduzierte Kuhmilch

Mandelmilch	Reismilch
Kondensmilch???	Soja Milch

Banting spricht davon, dass es so viele wunderbare und gesunde Fette gibt, die positiv auf den Körper wirken, und darum gibt es keinen Grund, die ungesunden zu konsumieren.

Low-Carb-Menü für eine Woche – ein Beispiel. Dieses Menü bietet/empfiehlt nur 50g Kohlenhydrate pro Tag.

Getränke – Kaffee – Tee – Wasser mit oder ohne Kohlensäure können ohne Bedenken zu sich genommen werden.

Eine Mengenangabe ist in diesem System ein Good-Will-Prinzip, oder nach Hunger, oder nach Dehnfähigkeit des Magens.

In diesem Diätsystem herrscht die Divise vor:

Nicht auf „Deubel" komm heraus essen, sondern

angenehm genießen.

Montag.
Frühstück: - Omelette mit verschiedenen Gemüsesorten, in Butter oder Kokosöl gebraten
Mittagessen: - Fleisch mit Joghurt und Blaubeeren und eine Hand voll Mandeln
Abendessen: - Cheeseburger (kein Brötchen) serviert mit Gemüse und Salsa-Sauce

Dienstag
Frühstück: - Speck mit Eiern
Mittagessen: – Übrig gebliebene Burger und Gemüse vom Tag zuvor
Abendessen: – Lachs mit Butter und Gemüse

Mittwoch
Frühstück: – Eier und Gemüse in Butter oder Kokosöl gebraten
Mittagessen: – Krabbensalat mit etwas Olivenöl
Abendessen: - Gegrilltes Huhn mit Gemüse

Donnerstag
Frühstück: –   Omelette mit verschiedenen Gemüsesorten in Butter oder Kokosöl gebraten
Mittagessen: – Smoothie mit Kokosmilch, Beeren, Mandeln und Protein-Shake
Abendessen: –   Steak mit Gemüse

Freitag
Frühstück: – Speck mit Eiern
Mittagessen: – Geflügelsalat mit etwas Olivenöl
Abendessen: – Schweinekotelett mit Gemüse

Samstag
Frühstück: –   Omelette mit verschiedenen Gemüsesorten
Mittagessen: – Joghurt mit Beeren, Kokosflocken und einer Handvoll Wallnüsse
Abendessen: – Frikadellen mit Gemüse

Sonntag
Frühstück: -   Speck und Eier
Mittagessen: - Smoothie mit Kokosmilch, etwas Sahne, Proteinpulver und Beeren
Abendessen: -   Gegrilltes Hühnerfleisch mit Spinat
Einige gesunde Low-Carb-Snacks
- ein Stück Obst
- Vollfett Joghurt (laktosefrei)
- ein hartgekochtes Ei oder zwei
- Baby–Karotten
- Reste vom Vorabend
- eine Handvoll Nüsse
- einige Käsestücke oder Fleischscheiben.

Wie gesagt, alles nur Informationen. Jeder kann und sollte für sich selber daraus Konsequenzen ziehen.

Das Internet/Facebook bietet eine Reihe von Informationen und mittlerweile gibt es auch schon interessante und informative deutsche Kochbücher. (Einfach stöbern)

Wer denkt und sagt schon, dass das Leben keine Veränderung bietet. Mein Motto alles ist okay, wenn es keinem schadet.

Zum Abschluss noch die drei effektive Suppen.

Ingwer-Karotten-Suppe (4 Personen)

- 1 Stück ca. 30g frischer Ingwer
- 1 mittelgroße Zwiebel
- Evtl. Knoblauchzehe,
- 800g Möhren
- 1 Eßl. Öl, 2 Tl. Gemüsebrühe
- 100g Schlagsahne
- Salz, weißer Pfeffer, 1 Prise Zucker
- Evtl. 5 Eßl. Orangensaft
- ½ Bund Schnittlauch

1. Ingwer, Zwiebeln und Knoblauch schälen, hacken, Möhren schälen, waschen, grob zerkleinern. Alles im heißen Öl andünsten. 800 ml Wasser und Brühe einrühren, aufkochen. Zugedeckt ca. 20 Minuten köcheln.

2. Suppe pürieren. Mit Sahne aufkochen, abschmecken, Schnittlauch waschen, fein schneidern und darüber streuen.

Rahmsuppe von Süßkartoffeln (4 Personen)

- 1 Knoblauchzehe, 1 cm Ingwer geschält, 1 Zwiebel
- 1 Eßl. Butter oder Öl, 500g Süßkartoffeln ,
- 1 l Gemüsebrühe, 1 Teel. Salz, 1 Pr. Pfeffer
- 100g Sahne
- 50g Butter,
- Zuckerschoten

1. Zwiebeln, Ingwer evtl. Knoblauch kleinschneiden und in Butter andünsten.
Süßkartoffeln schälen und in grobe Würfel schneiden, zugeben. 5 Min. andünsten. Die Brühe zugeben, ca. 15 Min. weichkochen und anschließend durch pürieren. Mit Salz und Pfeffer abschmecken.
Die Sahne zugeben.
Dann 50g Butter einarbeiten (muss nicht sein)

2. Zuckerschoten in Streifen schneiden, in Salzwasser blanchieren (3-5 Min.
Zur Suppe reichen.

Zucchini-Brokkoli-Suppe (1 Person)

1 kleine Zucchini in feine Scheiben schneiden und 2-3 Handvoll Brokkoliröschen in mundgerechte Stücke schneiden.
½ Zwiebel - Zwiebeln schälen und in kleine Würfle schneiden.
2 Tl. Olivenöl
Zwiebeln in Olivenöl kurz anbraten,
Zucchinischeiben, die Brokkoliröschen sowie den Zitronensaft von einer ½ Zitrone hinzugeben und 5 Minuten dünsten. 300 ml Gemüsebrühe, eingießen.
Salz, Pfeffer, Koriander
½ - 1 Msp. Koriander hinzugeben. Alles kurz aufkochen und für 10 Minuten auf kleiner Flamme köcheln lassen und anschließend pürieren
Mit Sahne gut verfeinern.

Besonderheiten zum Sattessen
Für 2 (-3) Personen zum Sattessen oder für 4 als Vorspeise
Für den Apfelschmand:

- ½ Biozitrone (der Saft)
- 200g Schmand
- 1 kleiner Apfel (etwa 130g)
- 1 Frühlingszwiebel
- Salz, Pfeffer, Curry

Für die Selleriepüfferchen:
- ½ Biozitrone (die Schale)
- 400g Knollensellerie
- 1 große mehlige Kartoffel (etwa 100g)
- 60g Walnußkerne
- 2 Eier (L)
- 3 EL Mehl
- Salz, Pfeffer
- Fett oder Schmalz zum Ausbraten

Zubereitung

1. Für den Schmand die Zitrone heiß abwaschen, trockentupfen. Die Schale abreiben und in eine große Schüssel geben (für die Püfferchen). Den Saft auspressen und mit dem Schmand verrühren. Den Apfel schälen und fein zum Schmand reiben. Alles verrühren und mit Salz, Pfeffer und Curry (eher wenig, überdeckt sonst die Puffer) abschmecken. Etwas durchziehen lassen.

2. In der Zwischenzeit den Sellerie schälen und grob raspeln. Die Kartoffel schälen und fein reiben. Alles mit der Zitronenschale,

Sellerie- und Kartoffelraspeln mit Eiern und Mehl verkneten, mit Salz und Pfeffer abschmecken.

3. In einer großen beschichteten Pfanne Fett erwärmen und bei mittlerer Hitze (5-6/9) die Raspelmischung jeweils mit 2 Eßl. pro Puffern einsetzen und mit dem Löffel platt drücken. Auf jeder Seite etwa 3 Minuten braten.

4. Im Ofen bei etwa **80°C Ober-/Unterhitze** warm halten, bis die restlichen Puffer ausgebacken sind. Den Schmand nochmals abschmecken und gemeinsam servieren.

GELBE-LINSEN-TALER
Zutaten
- 250g gelbe Linsen
- ½ Bund Schnittlauch
- 2-3 Frühlingszwiebeln
- 2 Eier (+ mehr für die Spiegeleier)
- 70g Manchego-Käse, gerieben
- 70g Semmelbrösel (alternativ geht auch Semola)
- etwas Salz
- etwas Olivenöl zum Braten

Zubereitung
1. Die Linsen, in 500 ml Wasser, für ca. 10 Minuten kochen. Perfekt sind sie, wenn sie noch einen ganz leichten Biss haben.
2. In der Zwischenzeit den Schnittlauch und die Frühlingszwiebeln sehr fein schneiden.
3. Nach dem Kochen, die Linsen gut abtropfen lassen und anschließend in eine Schüssel geben. Die anderen Zutaten hinzufügen und alles gut miteinander vermengen.
4. Nun eine Pfanne erhitzen (mittlere Hitze) und etwas Olivenöl hineingeben (ca. 2 Eßl.). Einen gehäuften Eßl. der Linsenmischung nehmen und mit den Händen zu einem Taler formen. Anschließend in die Pfanne legen. Die Taler von beiden Seiten ca. 3 Minuten goldbraun braten.
5. Optional kann man nun noch Spiegeleier braten und auf die Linsen-Taler legen.

Ein leckeres Fischgericht
Kräuterseelachs in Pergament für 4 Personen
Je 1 rote, gelbe und orange Paprikaschote
2 rote Zwiebeln
7 Eßl Olivenöl
Salz - Pfeffer
1 Bund glatte Petersilie
Basilikumblätter
1 Knoblauchzehe
5og gehackte Mandeln
4 Seelachsfilets à 125 g
Pergamentpapier
Zubereitung
Paprikaschoten putzen, waschen und in Streifen schneiden. Rote Zwiebeln abziehen und in dünne Scheiben schneiden.
2 Eßl Öl in der Pfanne erhitzen und die Zwiebeln unter Rühren glasig dünsten. Paprika hinzugeben und mit dünsten.
Mandeln in einer Pfanne ohne Fettzugabe erhitzen goldbraun rösten. Zusammen mit den Kräutern und dem restlichen OlivenÖl sehr fein pürieren. Salzen und Pfeffern.
Seelachsfilets abspülen, trocken tupfen und mit der Mandel-Kräuterpaste gleichmäßig bestreichen. Backofen auf 180^0 C vorheizen, (Umluft 160^0C, Gasherd Stufe 2)
Das Gemüse auf vier Pergamentstücke verteilen. Seelachs-Kräuterfilets darauf legen. Pergamentpapier verschließen. Auf das Backblech setzen und 15 Minuten garen. Dazu vielleicht noch einen kleinen Salat.

Herzhafter Frühstückskuchen nach Paleo für Faule

Für 1 Kastenform (30 x 11 cm) 20 Scheiben

1 Eßl. Ghee + etwas mehr für die Form
100g gemahlene Haselnüsse (Vorsicht Allergie)
Vielleicht gehen auch Mandeln – ausprobieren
50g geschrotete Leinsamen
70g gemahlener Mohn
2 Eßl. Chia-Samen
2 Tl Wein-Backpulver
4 Eier
½ Tl. Salz

1. Den Backofen auf $200°$ vorheizen und die Kastenform einfetten. Haselnüsse, Leinsamen, 50g Mohn und Chia-Samen mit dem Backpulver im Mörser oder Blitzhacker zu einer feinen Paste zermahlen und in eine Schüssel geben.
2. Ghee, Eier und Salz in die Schüssel geben und alles kräftig mit dem Quirlen des Handrührgeräts verrühren. Den Teig 5 Minuten quellen lassen.
3. Dann den Teig in die Kastenform füllen, glatt streichen und den restlichen Mohn darüber streuen. Im Ofen (Mitte) 40 Minuten backen.
4. Die Form aus dem Ofen nehmen, den Kuchen herauslösen und auf dem Kuchengitter auskühlen lassen. Der Kuchen kann wie Brot verwendet werden und schmeckt sehr gut mit Käse oder selbst hergestellten Aufstrichen.

Diese Frühstückskuchen-Mischung kann mit Zwiebeln, durchgepressten Knoblauchzehen oder getrockneten Tomaten verfeinert werden.

Einfache kinesiologische Testung

Der O-Ringtest
Dies ist wohl der einfachste kinesiologische Selbsttest.
Bringe hierzu die Fingerspitzen von Daumen und Zeigefinger der gleichen Hand so zusammen, dass sie ein O bilden.
Das Testverfahren ist genauso wie beim Fingertest.

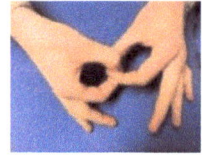

Der Fingertest
Lege die Fingerspitze deines Mittelfingers gleich hinter den Fingernagel des Zeigefingers derselben Hand auf das erste Fingergelenk.
1. Sage einmal laut: „Ich heiße … (dein Name)!" und versuche gleich anschließend den ausgestreckten Zeigefinger (erzeuge mit diesem einen Gegendruck) mit deinem Mittelfinger herunterzudrücken.
2. Wie 1, nur mit der Aussage: „Ich heiße … (ein falscher Name)!" Vielleicht ist es nun leichter, den Zeigefinger herunterzudrücken? Wenn du einen klaren Unterschied bemerkst (1. stark, 2. schwach), so scheint dieser Test für dich zu funktionieren.

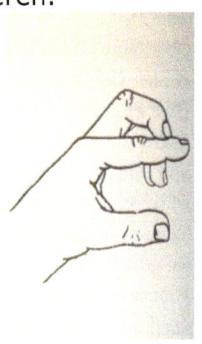

Test nach Dr. Petermann zur Leptinresistenz.
Je stärker die Kohlenhydrate verfeinert und verarbeitet sind, desto mehr geraten Leptin – und Insulinspiegel aus dem Lot.
Sind Sie Leptinresistenz?

- Sie haben Übergewicht
- Ihre Figur lässt sich auch durch noch so viel Training nicht beeinflussen.
- Sie große Schwierigkeiten, abzunehmen oder das neue Gewicht zu halten.
- Sie haben ständig Appetit auf „Trostessen" (mit viel Fett und haben Kohlenhydraten).
- Sie sind nach dem Essen müde.
- Sie fühlen sich ständig unter Druck.
- Sie haben immer Hunger oder müssen nachts noch essen.
- Sie naschen gern nach den Mahlzeiten.
- Sie haben hohe Nüchterntriglyzeride (über 100 mg/dL.) besonders wenn diese gleichauf mit dem Cholesterinspiegel sind oder diesen übersteigen.
- Sie leiden an Osteoporose.
- Sie haben Einschlaf- oder Durchschlafprobleme.
- Sie haben einen hohen Blutdruck.
- Sie verspüren regelmäßig ein Verlangen nach Zucker oder stimulierenden Substanzen wie Koffein.
- Sie haben Speckringe.

Nur keine Panik. Der Abnehmzyklus bringt es wieder ins Gleichgewicht.

Literaturverzeichnis:

Diaeten Ketogene Diät: die Theorie-Ironsport.de	Internet
D'Peter Adamo	4 Blutgruppen, Vier Strategien für ein gesundes Leben
Fit for fun	Internet
Gallo, Fred, Vincenzi Harry	Gelöst – entlastet - befreit
Gerhardt, Günter Dr. med Herausgeber	Die Blutgruppendiät
Greuel, Edeltraud	Der Zauberkünstler aus dem Universum
Greuel, Edeltraud	Matrix-Healing
Greuel, Edeltraud	Vortrag – Die Mitochondrientherapie
Greuel, Edeltraud	Fastenunterlagen aus langjährigen Erfahrungen
Grillparzer, Marion	GLYX-DIÄT - das Kochbuch
Grillparzer, Marion	Fatburner, so einfach schmilzt das Fett weg
Grillparzer, Marion	GLYX-DIÄT, Abnehmen mit Glücks-Gefühl
Kintrup, Martin	Paleo für Faule
Kuklinski, Bodo Dr.sc.med. Schemionek, Anja Dr. med.	Mitochondrientherapie
Lützner Hellmut, Dr. med.	Richtig essen nach dem Fasten
Million, Helmut Noakes, Tim Prof.	The Real Meal Revolution
Monique le Roux Forslund	Low-carb Living for Families
natur-heilkunde Januar 2015	Fachmagazin für die Naturheilkunde
Pape, Detlef, Dr. med.	Schlank im Schlaf
Petermann Dr. David	Dumm wie Brot
Rochlitz, Steven	Die fehlende Dimension: Energiebalance Aus dem Vollen schöpfen
Schemionek, Anja Dr. med.	Mitochondrientherapie, die Alternative
Villoldo, Alberto Perlmutter, David	Das erleuchtete Gehirn
WeightWatchers	der 4 Wochen Power Plan
Wikipedia	Internet
Zentrum für Gesundheit	Internet

Meine Bücher

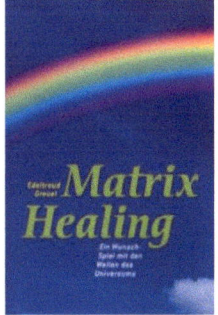

Endlich sein, wie man wirklich ist, die (selbst) angelegten Fesseln lösen, das viele Wenn und Aber wegwischen – ein befreiender Gedanke. Mit Matrix Healing ist das möglich. Matrix Healing ist ein Weg der Transformation, der all das in uns befreien kann, was wir selbst, gemeinsam mit unserem Umfeld, nach Kräften verschüttet haben. Unsere Matrix, unsere DNA, beinhaltet bereits von Geburt an unseren vollständigen persönlichen Bauplan, der eigentlich ein glückliches Leben bedeutet.

Die leicht verständlichen Übungsanleitungen werden begleitet durch einen spannenden Ausflug in die theoretischen Hintergründe von Matrix Healing.

ISBN 9 783844 850314

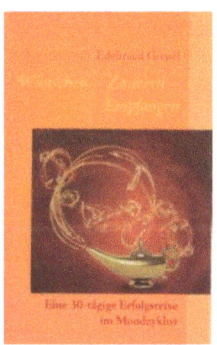

Was ist Zauber? Hat der Zauber etwas Mystisches? Eine altbekannte Frage, mit der vielleicht die Erwartung verbunden ist, wenn ich doch nur einmal zaubern könnte? Das Buch zeigt, dass es nie zu spät ist, aufzuwachen und zum Zauberkünstler zu werden.

Der aus Kanada stammende Autor Ulrich Schaffer spricht davon, dass wir alle Zauberkünstler sind und nur die Talente, die Begabungen in uns wecken müssen. Mit diesem Buch können die Leserinnen und Leser ihre verborgene Talent- und Begabungsschatzkiste heben. Sie begegnen der magischen Schatzkiste, edlen energetischen Kräutern, dem herzhaften Zauberlachen, den Energien aus dem Universum und dem magischen Mond.

ISBN 9-783-739-208-046

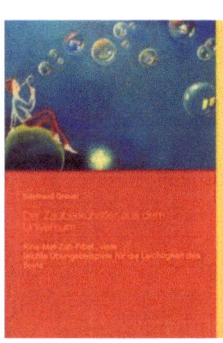

„Es gibt mehr Dinge zwischen Himmel und Erde, als sich unsere (Schul)Weisheit träumen lässt." William Shakespeare.
Träume und Visionen dürfen mit dem Zauberkünstler des Universums Flügel bekommen. Diese Fibel führt Sie zur vitalsten Quelle der Lebenskraft – zu Ihren ureigenen Wünschen und Träumen. Es ist der Weg voller Liebe, Leidenschaft und einer bewundernswerten Absicht der genialen Veränderung. Wenn Sie neuen Schwung in Ihr Leben bringen wollen, wenn Sie eine Veränderung beabsichtigen, aber noch nicht genau wissen, wo es lang gehen soll, dann wird Ihnen diese Fibel mit den vielen erprobten Übungsbeispielen zur Leichtigkeit des Seins helfen. Sie sind ab sofort der Sender und Empfänger des Zauberkünstlers Universum.

ISBN 978-3-8391-9083-8

HOKUS POKUS

Ich kann Essen in meinem Mund verschwinden und auf meinen Hüften wieder auftauchen lassen!

Bildvermerk
Fotos und Bilder sind 1. vom Autor käuflich erworben, 2. käuflich erworben von Fotolia und Shutterstock, 3. von mir persönlich erstellt 5. aus dem Computer-Online-Programm. Sollte ich aus Versehen ein Bild übernommen haben, dessen Download nicht gestattet ist, so bitte ich um Entschuldigung und gegebenenfalls um Kontaktaufnahme mit mir, sodass nachträglich eine vertragliche Einigung zustande kommt. Es liegt auch in meinem Interesse, dass Bilder, Fotos rechtmäßig veröffentlich werden.

Herstellung und Verlag:
BoD - Books on Demand, Norderstedt
ISBN 978-3-7412-8465-6